Anne Zachary

Die Anatomie der Klitoris

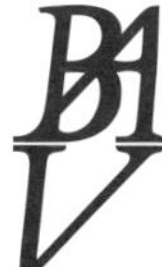

Einige Jahre vor der Jahrtausendwende berichteten die Fachliteratur und schließlich auch die Medien von neuen Entdeckungen über die weibliche Anatomie. Die Strukturen, welche die kleine Klitoriseichel umgeben, bilden zusammen eine größere, dem Penis entsprechende Struktur. Dieses Wissen war aus vielschichtigen sozialen und kulturellen Gründen jahrhundertelang verschüttet. Die neuen Erkenntnisse gingen abermals in einer Woge aus angsterfüllter Bestürzung und Trivialisierung unter.

In der langwierigen, leidenschaftlichen Debatte über die Theorie der weiblichen Sexualität, die seit mehr als einem Jahrhundert und ohne endgültiges Ergebnis innerhalb der Psychoanalyse geführt wird, wiederholt sich dieses Muster ein ums andere Mal: Eine Idee wird nicht anerkannt, verschwindet und taucht später erneut auf. Dies spiegelt die charakteristischen Merkmale der weiblichen Geschlechtsorgane an sich wider, die verborgen sind und verheimlicht werden und sowohl in körperlicher als auch in generativer Hinsicht zirkulär und konzentrisch strukturiert sind. Vielleicht ist die Kultur der heutigen Zeit geeignet, um dies eingehend zu untersuchen.

Anne Zachary ist Fellow der British Psychoanalytical Society und des Royal College of Psychiatrists. Sie arbeitete fast 30 Jahre lang in ihrer privaten psychoanalytischen Praxis. Ihre psychotherapeutische Ausbildung absolvierte sie im Cassel Hospital, London. Anschließend arbeitete sie 18 Monate lang als Konsiliarärztin im Maudsley Hospital. Von 1988 bis 2010 war sie in Teilzeit als NHS-Konsiliarärztin in der Portman Clinic tätig, wo sie auf Fälle von Perversion, Gewalt und Delinquenz spezialisiert war. In dieser Zeit arbeitete sie u. a. fünf Jahre lang (2003–2008) im Broadmoor Hospital, einer forensich-psychiatrischen Klinik mit höchster Sicherheitsstufe.

Elisabeth Vorspohl, Übersetzerin der Werke Bions in der edition diskord sowie weiterer Werke im Brandes & Apsel Verlag, renommierte Übersetzerin und Lektorin psychoanalytischer Fachliteratur. Lebt und arbeitet in Bonn.

Anne Zachary

Die Anatomie der Klitoris

Psychodynamik der weiblichen Sexualität

Aus dem Englischen übersetzt von
Elisabeth Vorspohl

Brandes & Apsel

Deutsche Originalausgabe der 2018 bei Routledge erschienenen Ausgabe unter dem Titel *The Anatomy of the Clitoris. Reflections on the Theory of Female Sexuality*.

1. Auflage 2019

Lektorat: Hannah Bayer, Brandes & Apsel Verlag
DTP: Brandes & Apsel Verlag
Umschlag: Brandes & Apsel Verlag
Coverabbildung: pixabay
Druck: STEGA TISAK d. o. o., Printed in Croatia
Gedruckt auf einem nach den Richtlinien des Forest Stewardship Council (FSC) zertifizierten, säurefreien, alterungsbeständigen und chlorfrei gebleichten Papier.

Bibliografische Information der Deutschen Nationalbibliothek:
Die Deutsche Nationalbibliothek verzeichnet diese Publikation in der Deutschen Nationalbibliografie; detaillierte bibliografische Daten sind im Internet über www.ddb.de abrufbar.

ISBN 978-3-95558-243-2

Für Jean Rosemary

Die Geschichte ist voll von weiblichen Prototypen, von denen viele sich das phallische Emblem zu eigen machen, und so treten die Königin, die Göttin, die Grausame auf den Plan, die alle sehr weit von Freuds armen, melancholischen, unterwürfigen Frauen entfernt sind.

Alcira Mariam Alizade (2014 [1992], S. 104)

Unendliche, jungfräuliche Weiten erwarten still die Ankunft eines Subjektes, das sie zu enthüllen wagt.

Alcira Mariam Alizade (2014 [1992], S. 171)

Inhalt

Michael Rustin
Vorwort

Anna Zacharys Buch ist, wie der Titel besagt, ein anatomisches Lehrstück, doch weil seine Autorin Psychoanalytikerin und, auch wenn sie es nicht ausdrücklich sagt, Feministin ist, lehrt es uns weit mehr als lediglich Anatomie.

Zachary tritt einem mehr als hundertjährigen psychoanalytischen Missverständnis des weiblichen Körpers und infolgedessen der weiblichen Psyche entgegen, um es zu korrigieren. Seit Freud wussten Psychoanalytiker in ihren Schriften sehr viel über den Penis zu sagen. Die Auseinandersetzungen über die Bedeutung der Kastrationsangst (beider Geschlechter), des (dem weiblichen Geschlecht unterstellten) Penisneides und des Phallus in seinen unterschiedlichen Gestalten (Penis und gleichzeitig mehr oder auch weniger als der Penis) nehmen kein Ende. Doch wo, so fragt Zachary, ist in dieser Literatur und ganz allgemein im psychoanalytischen Diskurs die Klitoris zu finden? Sie ist weitgehend abwesend oder kommt lediglich beiläufig als marginales, verkümmertes Organ zur Sprache. Die Autorin beschreibt historische Momente, in denen Biologen und Psychoanalytiker ernsthaft versucht haben, über das Thema nachzudenken. Ihrer Meinung nach aber sind diese Versuche mehrheitlich versandet, so dass das Thema, wenn es später irgendwann wiederauftauchte, genauso dunkel und unklar war wie zuvor.

Anne Zachary bringt beste Voraussetzungen mit, um die einschlägige anatomische Dimension zu untersuchen, denn sie hat Medizin studiert und als Ärztin gearbeitet, bevor sie ihre Ausbildung zur Psychiaterin und Psychoanalytikerin absolvierte. Anatomische Fragen bringen sie also nicht aus der Fassung. Eine der wunderbaren Eigenschaften dieses Buches besteht darin, dass seine Autorin einen erfrischend klaren und zugleich warmen, persönlichen Ton gefunden hat, um ihr kontroverses und in den Augen mancher Leser vielleicht sogar irritierendes oder anzügliches Thema zu erörtern. Ihr zentrales anatomisches Argument besagt, dass die biologische Struktur und die Funktion des Penis und der Vagina in den wichtigsten Aspekten identisch sind. Ihre Hauptunterschiede – Sichtbarkeit und Größe – ergaben sich aus der evolutionären Notwendigkeit, die weiblichen Geschlechtsorgane so zu gestalten, dass Babys empfangen und geboren werden können. Dies hat keinen Einfluss auf die Ähnlichkeit der vaskulären, neuralen und muskulären Komplexität und die Blutversorgung dieser einander parallelen Organsysteme. Der Unterschied besteht darin, dass die Verbundenheit der Gewebe im Falle der Klitoris innerlich und deshalb unsichtbar ist. Doch auch die männlichen Geschlechtsorgane sind nicht allesamt äußerlich sichtbar, denn die Prostata befindet sich im Körperinnern. Die psychische und, im weiteren Sinn, auch die soziokulturelle Bedeutsamkeit von Zacharys anatomischem Argument besteht darin, die Parität zwischen der Beschaffenheit und der funktionellen Bedeutung der männlichen und weiblichen Organe, in denen ein Großteil des sexuellen Lust- und Befriedigungserlebens lokalisiert ist, zu belegen.

Die Autorin stellt die wissenschaftliche Arbeit von Biologinnen vor, die diese anatomischen und physiologischen Entdeckungen vor rund 20 Jahren veröffentlicht haben. Gleichwohl ist die Situation, wie sie betont, komplizierter, als das Wort »entdecken« vermuten lässt. Es verhält sich nämlich nicht etwa so, dass die Forschung, z. B. die Neurowissenschaften oder die Genetik, in neue, nie zuvor ausgelotete Tiefen oder auf Spezialgebiete hätte vordringen müssen. In Wirklichkeit wurden anatomische Fakten, die schon einmal, und z. T. tatsächlich seit dem Mittelalter, wohlbekannt und dann in Vergessenheit geraten waren, u. a. dank verbesserter Untersuchungstechniken wie der modernen Bildgebung wiederbelebt. Entscheidend war offenbar, dass man am richtigen Ort suchte und den wissenschaftlichen Blick nicht länger abwendete. Diese Geschichte des Nicht-Wissens und der vorübergehenden Anerkennung von Befunden sowie ihrer anschließenden neuerlichen Unterdrückung wird durch das psychoanalytische Konzept der Verleugnung und der damit zusammenhängenden soziologischen Konzepte der Verneinung und ideologisch bedingter Fehlinterpretationen offenbar überzeugender erklärt als beispielsweise durch unzulängliche Ressourcen der biologischen Wissenschaften.

Anne Zacharys Buch enthält eine kurze, aber wertvolle historische Übersicht der psychoanalytischen Beiträge zum Verständnis weiblicher Sexualität. Ein wichtiger Aspekt dieser Geschichte betriff den Widerspruch Melanie Kleins und ihrer Kolleginnen gegen Freuds patriarchalische Theorien, die trotz seines aufgeklärten Verständnisses der Universalität unserer bisexuellen psychischen Ausstattung von einer Traumatisierung des Mädchens durch ein vermeintliches Defizit ausgehen. Im Gegenzug betonten die Kleinianerinnen, dass die Fähigkeit, Kinder zu gebären und zu nähren, ebenso gut geeignet sei, den Neid und die Eifersucht des Jungen bzw. des Mannes zu wecken. Doch damit waren die Probleme, die Freuds phallozentrischer Ansatz und seine Penisneidtheorie aufwarfen, nur teilweise gelöst. Der kleinianische Ansatz schuf einen Raum für weibliche Parität und in den Augen mancher Autoren und Autorinnen sogar mehr als das – wie könnte die Potenz der faulen Drohne an die Fähigkeiten der Bienenkönigin heranreichen? –, doch um den Preis, dass die Aufmerksamkeit vom weiblichen sexuellen Begehren und seiner körperlichen Lokalisierung abgelenkt wurde.

Die neuerwachte Aufmerksamkeit, die Anne Zachary und andere von ihr zitierte Autorinnen diesen Themen widmen, hängt offenbar mit aktuellen sozialen und kulturellen Veränderungen zusammen. Zu dieser neuerlichen Fokussierung auf weibliche sexuelle Lust und sexuelles Begehren haben wahrscheinlich das Auftauchen eines Feminismus, der durch die materielle Unabhängigkeit vieler Frauen ermöglicht wird, sowie die zunehmende Häufigkeit beigetragen, mit der sich Frauen gegen die Mutterschaft entscheiden. Auch die Proteste gegen die nach wie vor praktizierte Verstümmelung des weiblichen Genitales (FGM) – die Klitoridektomie – spiegeln diese kulturelle Veränderung insofern wider, als sie ein unversehrtes Potential sexuellen Lustempfindens als universales Menschenrecht einfordern.

Zachary ist eine sensible, erfahrene Psychoanalytikerin und Psychiaterin, die sich auf die Behandlung von Perversionen, Gewalt und Delinquenz spezialisiert hat. Ausgewogen und feinsinnig erörtert sie die Implikationen, aber auch die Schwierigkeiten, die sich aus ihrer zentralen These ergeben. So vertritt sie die Ansicht, dass die anatomischen Unterschiede zwischen männlichen und weiblichen Geschlechtsorganen bestimmten psychischen Dispositionen homolog sind. Eine partiell verborgene, innere Verbundenheit der weiblichen Anatomie spiegelt sich in der Art wider, wie Frauen die Welt verstehen und repräsentieren. Während für Männer eine eher lineare Herangehensweise typisch ist, neigen Frauen zu Konzentrizität, Bündelung und Zirkularität. Diese Überlegung erinnert an Erik H. Eriksons Beschreibung der unterschiedlichen Art, wie Jungen und Mädchen mit Bauklötzen spielen. In seinem Buch *Kindheit und Gesellschaft* schildert er, dass Jungen besonders gern Türme errichten, um sie wieder umzuwerfen, während Mädchen häufiger Gehege aufstellen. Zachary betont den Wert und die Bedeutsamkeit weiblicher und männlicher Aggression. Ein Baby zu gebären setzt Aggressivität voraus, schreibt sie, betont aber auch, dass weibliche Aggression tendenziell im Geheimen kultiviert und auf eine umso destruktivere Weise agiert wird. Zachary hat im Rahmen ihrer forensischen und psychoanalytischen Arbeit zahlreiche Frauen kennengelernt, die von Männern misshandelt wurden. Sie bagatellisiert die Folgen keineswegs, sondern betont, dass der auslösende Faktor in zahlreichen Fällen, die ihr persönlich begegneten, die Entscheidung der Frau war, ihren Partner zu verlassen.

Die Anatomie der Klitoris ist ein notwendiges, zeitgemäßes, wichtiges Buch. Es beleuchtet ein Thema, das gewöhnlich nur sehr zögerlich und, so steht zu vermuten, mit unausgesprochener Angst behandelt wurde. Anne Zachary berichtet, dass ihre Manuskriptentwürfe durchaus Zustimmung fanden, die Reaktionen aber nicht angstfrei waren und ihre früheren Bemühungen, Beiträge zu diesen Fragen zu veröffentlichen, deshalb erfolglos blieben. Sie gesteht auch, während des Schreibprozesses selbst Angst verspürt zu haben. Dass sich die Einstellung zu den hier behandelten Themen rasch verändern wird, halte ich nicht für wahrscheinlich – trotz eines so durchdachten, menschlich interessanten und sympathischen Buches wie dem vorliegenden. Solche Widerstände, die Realität anzuerkennen, wurzeln vermutlich tief. Zu ihren Ursachen zählen zweifellos die Dominanz des Mannes sowie die Unterjochung der Frau und die Angst vor ihrer Sexualität, doch damit hat es nicht sein Bewenden. Denkbar ist auch, dass die unterschiedlichen Grade der Sichtbarkeit bzw. Verborgenheit männlicher und weiblicher Sexualität – in ihrer anatomischen wie auch kulturellen Form – mit angeborenen Unterschieden der Anfälligkeit von Männern und Frauen für sexuelles Agieren zusammenhängen. Während die Gesellschaft und ihre Moralvertreter zu Recht betonen, dass Männer und Frauen gleichermaßen für die Geburtenplanung bzw. Empfängnisverhütung verantwortlich sind, sorgt die Anatomie dafür, dass Frauen nahezu sämtliche Risiken allein tragen.

Michael Rustin
Professor für Soziologie an der University of East London
Visiting Professor des Tavistock and Portman NHS Trust
und der University of Essex
Associate der British Psychoanalytical Society
Fellow der Academy of Social Sciences

Vorbemerkung

Dieses Buch bildet den Höhepunkt einer langen Reise, die meine gesamte psychiatrische und psychoanalytische Laufbahn begleitet hat. Es faszinierte mich, über Frauen nachzudenken und zu schreiben, doch es hat 15 Jahre gedauert, bis mein Artikel über die Vulnerabilität von Wöchnerinnen und ein mir besonders wichtiger Aufsatz über die Menopause zur Veröffentlichung angenommen wurden (Zachary 1986, 2002). Damals war die Menopause kein Thema, über das man sprach, und in der Fachliteratur war sie auch noch nicht wirklich angekommen. Im Kontext der gewaltigen kulturellen Veränderungen, die sich um die Jahrtausendwende vollzogen, habe ich auch einen Beitrag über Homosexualität publiziert (Zachary 2000). Ich erwähne ihn hier, weil ich in diesem Buch untersuche, weshalb Frauen häufig in einem Atemzug mit Homosexuellen oder anderen benachteiligten Gruppen oder Minderheiten genannt werden. Als ich an dem Artikel über Homosexualität arbeitete, hatte ich im National Health Service bereits mit meiner fachärztlichen Ausbildung für die Behandlung von Perversionen, Gewalt und Delinquenz begonnen. Ich beschäftigte mich vorwiegend mit Männern, habe aber auch Estela Welldons Pionierarbeit auf dem Gebiet der weiblichen Perversionen unmittelbar miterlebt. In den 1990er Jahren bat mich das Institute of Psychoanalysis, für die Einführungsvorlesungen und -seminare eine dreijährige Vorlesungsreihe über weibliche Sexualität zu konzipieren. Damit begann eine Zeit intensiver Lektüre, und als – ebenfalls um die Jahrtausendwende – die Presse über die revidierte anatomische Interpretation der Klitoris und der zu ihr gehörenden Strukturen zu berichten begann, wollte ich diese neuen Funde mit meiner wachsenden Kenntnis der psychoanalytischen Literatur über weibliche Sexualität verbinden. Ich stellte mir vor, Freuds klassische Theorie und all die nachfolgenden Kritiken sowie Bemühungen um theoretische Neuerungen zusammenzuführen. Schließlich war Gillespie (1969) mit seinem Beitrag über die physiologischen Erkenntnisse von Masters und Johnson, den er im *International Journal of Psycho-Analysis* veröffentlichte, etwas Ähnliches gelungen.

Doch abgesehen von den speziellen Schwierigkeiten interdisziplinärer Arbeit hatten sich auch die Publikationsbedingungen erheblich verschlechtert. Die anatomische Theorie wurde von Kontroversen bestimmt. Ebenso wie im Falle meines Beitrags über die Menopause war die Zeit auch diesmal noch nicht gekommen. Im Übrigen fiel es mir schwer, für einen Zeitschriftenartikel einen genügend klaren, abgegrenzten Fokus zu finden. Deshalb habe ich dieses Buch verfasst.

Meine Reise führte mich u.a. nach Melbourne, Australien, wo ich 2011 die Urologin Helen O'Connell besuchte. Sie ist die eigentliche Repräsentantin des neuen Verständnisses der Klitoris als Organ, das deutlich größer ist als zuvor angenommen (O'Connell 1998), und interessierte sich für meine Arbeit. Sie hält Freud für einen voreingenommenen Mann, der die Frauen nicht verstand; wahrscheinlich hat sie in beidem Recht, doch seiner Genialität tut dies keinen Abbruch. Er war eben ein Mann seiner Zeit.

Dieses Buch hält weder Antworten bereit noch eine neue, allumfassende, definitive Theorie der weiblichen Sexualität. Vielmehr sollen die Erkenntnisse und Zusammenhänge, die es beschreibt, Phyllis Tysons Übersicht der Literatur zur Weiblichkeit ergänzen, die sie zu der Schlussfolgerung veranlasste, dass Freuds »dunkler Kontinent nicht mehr ganz so dunkel ist. Ein allgemein anerkanntes, umfassendes, integriertes theoretisches Verständnis der weiblichen Entwicklung, Psychologie und Sexualität aber lässt nach wie vor auf sich warten« (Tyson 2003, S. 1119). Sie resümiert: »In diesen Zeiten, in denen wir Brücken zu anderen Disziplinen schlagen, täten wir gut daran, eine Brücke innerhalb unserer eigenen Disziplin auszubauen und zu verstärken – nämlich die Brücke zwischen der Kinder- und der Erwachsenenpsychoanalyse« (ebd., S. 1126). Dem stimme ich von ganzem Herzen zu. Mein eigener Beitrag zum Brückenbau aber reicht noch weiter. Er beginnt in der Welt der medizinischen Anatomie und bezieht die gesamte historische Entwicklung mit ein.

Die folgenden Zitate sind zur Einführung in das eigentliche Thema des Buches hervorragend geeignet:

> »Die zweigeteilte Vulva und ihr nicht zweigeteiltes männliches Gegenstück sind homologe[1] Strukturen.« (van Turnhout 1995, S. 767)

> »Moderne anatomische Lehrbücher erläutern die perineale Anatomie der Frau lediglich in Form einer kurzen Ergänzung zu einer ausführlichen Beschreibung der männlichen Anatomie.« (O'Connell 1998, S. 1894)

Freilich ist die verzögerte Fertigstellung meines Buches ganz wesentlich darauf zurückzuführen, dass ich mich als Psychoanalytikerin – wenngleich mit medi-

1 »Homolog« bedeutet, dass eine Körperstruktur in Größenverhältnis, Aufbau und Position einer anderen Körperstruktur entspricht.

zinischem Hintergrund – durch die biologische Forschung inspirieren ließ. Psychoanalytisch ließe sich dies womöglich als ein hysterisches Phänomen deuten, als Vorwand für die Behauptung, dass Männer und Frauen gleich seien. Ich laufe nicht nur Gefahr, mich selbst für hysterisch zu erklären, sondern darüber hinaus den Eindruck zu erwecken, dass ich, um über diese biologischen Entdeckungen zu schreiben, eine phallische Position beziehe.

Kohon (1999) hat diese Problematik im ersten, der Hysterie gewidmeten Kapitel seines Buches *No Lost Certainties to be Recovered* untersucht. Zunächst erläutert er diese Risiken ausführlich und erklärt sie dann für irrelevant. In seinem ungemein wichtigen Beitrag wirft er Licht auf die rege Aktivität des Ödipuskomplexes und gelangt, wiewohl aus anderer Richtung kommend, zu der gleichen Schlussfolgerung wie ich selbst, wenn er schreibt, dass Birksted-Breens Konzept des »Penis-als-Verbindung« eine allzu männliche Bezeichnung sei, die »das, was gut ist, mit dem männlichen Geschlechtsorgan in Verbindung bringt« (S. 12). Es ist erforderlich, das Verständnis anatomischer Strukturen durch den modernen biologischen Blickwinkel zu ergänzen, auch wenn sich Birksted-Breens Konzept des »Penis-als-Verbindung« auf die unbewussten inneren Objekte bezieht. Das Unbewusste ist allwissend, und so muss es auch »wissen«, wie der Körper aufgebaut ist. Wahrscheinlich weiß es dies sogar besser, als wir vermutet haben.

Die hier zur Untersuchung anstehende anatomische Erkenntnis betrifft die Klitoris, die größer ist als im Allgemeinen angenommen und Strukturen umfasst, die die Vagina umgeben. Aus diesem Grund hat sie Ähnlichkeit mit dem Penis, auch wenn die Evolution sie so gestaltet hat, dass sie die Gebärfunktion unterstützt. Die These, dass die sexuelle Erregbarkeit von der Klitoris zur Vagina wechseln müsse, erübrigt sich damit, und wir können der jahrhundertealten Verschwörung, die zur Kontrolle des anscheinend grenzenlosen weiblichen Begehrens und Lustempfindens diente und in vielen Fällen zum Verlust vaginaler Gefühle führte, nun angemessen entgegentreten.

Diese biologischen Erkenntnisse wurden mit Hilfe klassischer Seziermethoden gewonnen, durch anatomische Zeichnungen gewissenhaft dokumentiert und durch die moderne Bildgebung bestätigt. Die Forschungsberichte durchliefen Peer-Review-Verfahren, bevor sie in urologischen Fachzeitschriften veröffentlicht wurden. Nun gilt es, ein Forum zu finden, um über diese Entdeckungen zu diskutieren, ohne sie unter Rekurs auf unsere eigene Theorie zu verwerfen oder zu ignorieren, statt über sie nachzudenken. Ich hoffe, dass mein Buch uns diesem Ziel näher bringt. Es wäre ein Anfang.

Dass die Beiträge über die biologischen Entdeckungen mehrheitlich von Frauen, nämlich von Helen O'Connell und Amelia Toesca, verfasst wurden, ist in meinen Augen kein Zeichen für eine weibliche hysterische Verschwörung. Diese Forscherinnen berichten lediglich, was sie beobachten konnten, und unterschlagen nicht, dass identische oder fast identische Interpretationen der Anatomie im Laufe der Jahrhunderte wiederholt vertreten, doch dann *unterdrückt und aus der Fachliteratur getilgt* wurden. Frauen erforschen ihre eigene Anatomie, um der Ungleichheit und Ungerechtigkeit, die jahrhundertelang aus Fehlinterpretationen resultierten und z.T. bis in die Gegenwart Bestand haben, Abhilfe zu schaffen.

Wissenschaftliche Entdeckungen und Bildung haben dazu beigetragen, die Häufigkeit bestimmter Störungen zu reduzieren, z.B. die hysterische Konversion: Die Hand des Mannes, die nicht mehr funktioniert, nachdem sie im Krieg Schüsse abgefeuert hat, oder die Beine der Frau, die gelähmt sind, nachdem ihre Besitzerin zum Sex gezwungen wurde. Vielleicht kann die in diesem Buch vertretene Interpretation der weiblichen Genitalien auch zur Eindämmung der zurzeit epidemischen Ausbreitung operativer Geschlechtsangleichungen beitragen. Statt den Unterschied der Geschlechter, der eine Realität ist, infrage zu stellen, gehe ich von der Ebenbürtigkeit der Geschlechter aus und erläutere die Hintergründe der männlichen Aktivität und der weiblichen Rezeptivität – auch dies eine Möglichkeit, über die Theorie der »Komplementarität« nachzudenken, die ich im 3. und 4. Kapitel darlege. Ich setze »homolog« mit »Ausgewogenheit« in eins und halte es für möglich, dass eine größere Ausgewogenheit die Theorie beflügeln wird.

Bücher kann man nur aus Überzeugung schreiben, andernfalls wird man scheitern. Überzeugungen können verrückten Ideen als Grundlage dienen, z.B. der verrückten Idee einer Psychoanalytikerin, der Biologie Raum zu geben. Ich habe aus diesem Dilemma einiges gelernt und hoffe, dass die Formulierung theoretischer Konstruktionen von dieser leidenschaftlichen Auseinandersetzung profitieren wird. Im 7. Kapitel, »Weiblichkeit: der Schlüssel zum Kästchen«, zeige ich, wie dies aussehen könnte.

Während des Schreibprozesses fiel mir auf, dass meine Träume besonders positiv waren. Ich nahm dies als gutes Zeichen, habe ich doch von meinem langjährigen Supervisor Harold Stewart gelernt, dass es sich lohnt, den eigenen Träumen Beachtung zu schenken:

> Ich träumte, dass meine Mutter wieder jung und schön sei. Als die Pflegerinnen morgens kamen, öffnete ich ihnen die Tür und sagte: »Sie werden nicht glauben, was passiert ist!«

Wenn es nur möglich wäre ... Auf einer symbolischen Ebene aber repräsentiert der Traum für mich, was der Inhalt dieses Buches hoffentlich für alle Frauen der Vergangenheit, Gegenwart und Zukunft repräsentieren wird, nämlich größere kulturelle Freiheit und Gleichheit.

Einleitung

Um die Jahrtausendwende war ein plötzlicher Anstieg des Interesses an der Sexualität zu verzeichnen, und es ereigneten sich ungewöhnliche Dinge, die unsere Kultur tiefgreifend beeinflusst haben. Denken wir nur an die Welt der Homosexualität und die Art und Weise, wie die AIDS-Epidemie unser Verhalten verändert und die Gesellschaft toleranter gemacht hat (Parsons 2000b), was wiederum Änderungen der Gesetzgebung nach sich zog und schließlich zur Legalisierung der gleichgeschlechtlichen Ehe führte.

Dieses Buch handelt von der weiblichen Sexualität und von Frauen, die oft in einem Atemzug mit Homosexuellen und anderen »Minderheitengruppen« genannt, und als »zweites Geschlecht« (de Beauvoir) oder »fehlerhaftes Geschlecht« (Angier) bezeichnet werden. Auf die Geschichte des weiblichen Geschlechts wirft das 1. Kapitel einen kurzen Blick. Auch bezüglich der weiblichen Sexualität wartete die Forschung um die Jahrtausendwende mit aufschlussreichen Erkenntnissen auf. Anscheinend unabhängig voneinander erschienen zahlreiche internationale wissenschaftliche Beiträge in der biologischen Fachliteratur, die der anatomischen Interpretation der weiblichen Genitalien eine neue, kreative Richtung wiesen. Die schwedische Fachzeitschrift *Acta Obstetricia et Gynecologica Scandinavica* publizierte einen Beitrag von Arjen van Turnhout (1995), und das australische *Journal of Urology* brachte einen Artikel von Helen O'Connell (1998), in denen die Klitoris als ein Organ beschrieben wurde, das keineswegs lediglich aus der klassischen Glans clitoridis, der Klitoriseichel, besteht, sondern auch die im Körperinnern gelegenen Vorhofschwellkörper umfasst. Das heißt, die anatomische Struktur der Klitoris ähnelt derjenigen des Penis. Der Unterschied besteht i. W. darin, dass sich der Großteil der Klitoris im Körperinnern befindet. Dass diese größere Klitoris die Vagina, die dritte, zwischen Harnröhre und After gelegene Körperöffnung, umgibt, resultiert aus der evolutionären Anpassung an die Notwendigkeit, Empfängnis und Geburt zu ermöglichen. In der unverblümt-nüchternen Wissenschaftssprache klingt es so, als seien Mann und Frau identisch: »Klitoris und Penis sind homologe Strukturen.« Dass aber zwischen Männern und Frauen sehr wohl Unterschiede bestehen, erklärt Toesca (1996) in ihrem in einer italienischen Fachzeitschrift erschienenen Artikel, in dem sie die unterschiedliche Blutzirkulation in den männlichen bzw. weiblichen Schwellkörpern erläutert (siehe 2. Kapitel). Ich habe diese italienische Quelle erst vor relativ kurzer Zeit entdeckt. Sie erleichterte es mir, meinen inneren Raum, den ich zum Nachdenken über die Theorie brauchte, zu erweitern, und brachte mich auf die Idee, statt des ursprünglich beabsichtigten Artikels dieses Buch zu schreiben. Damit hatte ich endlich einen Ausweg aus der Sackgasse gefunden, in der ich lange Zeit gesteckt hatte.

Wir schulden den Wissenschaftsjournalisten Dank dafür, unsere Aufmerksamkeit auf die biologische Forschung und ihren Beitrag zum Verständnis der Position der Frau gelenkt zu haben. In Großbritannien schreibt David Aaronovitch gelegentlich über Frauenthemen. Ich weiß nicht mehr genau, wo ich zum ersten Mal einen Zeitungsartikel über die wissenschaftliche Erforschung der Klitoris gelesen habe. Auf jeden Fall verfasste Aaronovitch Ende der 1990er Jahre für den *Independent* einen Artikel mit der Überschrift »Unwanted orgasms«. Es ging um einen in *The Lancet* publizierten Beitrag über die Steuerung männlicher Orgasmen durch den primitiven Hypothalamus (der sich auch im Gehirn der Fische findet) und die Steuerung weiblicher Orgasmen durch höhere Hirnstrukturen. Natalie Angiers Buch *Frau – eine intime Geographie des weiblichen Körpers* wurde 1999 in den USA erstveröffentlicht und handelt von der Unterdrückung des weiblichen Geschlechts in der Geschichte. Es enthält eine Fülle an soliden wissenschaftlichen Informationen, doch der nassforsche Stil, in dem es verfasst wurde, ist nicht nach meinem Geschmack. Ich habe den Eindruck, dass die neuen, kreativen Beiträge zu diesem schwierigen Gebiet nicht ernst genommen wurden und deshalb nicht zu den grundstürzenden Veränderungen für Frauen führten, wie sie beispielsweise in der Welt der Homosexualität stattgefunden haben. Dafür finden sich, betrachtet man die gesamte Geschichte der Frauen, nachvollziehbare Gründe (siehe 1. Kapitel). Zu beobachten ist beispielsweise eine universale Angst vor dem weiblichen Begehren, die seine rigide Kontrolle erzwingt. Auch die defensive Repräsentation des »Abjekts« (Kristeva) mitsamt seinen Konnotationen von Schmutz, Religion und Zweitklassigkeit spielt hier eine Rolle.

Die Öffentlichkeit reagierte eher peinlich berührt auf die Information, dass die Klitoris in Wirklichkeit »dermaßen groß« ist. Im Handumdrehen wurde das Thema in die Boulevardpresse und in die spätabendlichen Unterhaltungsprogramme der Fernsehsender verbannt. Die wichtigen wissenschaftlichen und kulturellen Implikationen waren damit vom Tisch. Ich möchte dieses Buch den kenntnisreichen journalistischen Artikeln und natürlich den wissenschaftlichen Originalbeiträgen ergänzend zur Seite stellen. Mein psychoanalytischer Ansatz ist integrativ und repräsentiert, wie ich hoffe, eine gründlicher durchdachte Reaktion und eine vertiefte Erforschung von Weiblichkeit.

Die Psychoanalyse blickt auf eine Geschichte der Kontroversen über die Theorie der weiblichen Sexualität zurück. Am anatomischen Geschlechtsunterschied lassen die äußeren Genitalien des Mannes keinen Zweifel. Die weiblichen Geschlechtsteile sind dem Blick verborgen. Die Klitoris galt lange als kleines, »verkümmertes« Organ. Dies ist die oberflächliche Grundlage der Ungleichheit der Geschlechter, und jeder Versuch, daran etwas zu ändern, wurde als Ausdruck von Rivalität oder Neid verstanden. Mit seinen Theorien der weiblichen Sexualität, die auf Penisneid und Kastrationsangst fokussierten, fiel Freud selbst in diese Falle hinein. Seine spätere Theorie der Ablehnung der Weiblichkeit war nicht dazu angetan, Gleichheit und Rechte der Frauen zu fördern. Man hat auch vermutet, er habe Karl Abrahams Annahme, dass schon kleine Mädchen ein vaginales Erwachen weiblicher Libido verspüren und es verdrängen, nicht akzeptieren können, weil er Anna, seine eigene Tochter, analysiert hatte (Abraham 1920; Cournut-Janin 2003). Dass Freud (1926e) die weibliche Sexualität als »dunklen Kontinent« bezeichnete, ist für meine Themen aufschlussreich.

Im vergangenen Jahrhundert haben Feministinnen sich zum Kampf gegen Ungleichheit zusammengeschlossen und neue Rechte für Frauen errungen. Sie haben einen Ansatz der Wechselseitigkeit vertreten, indem sie der vermeintlichen biologischen Überlegenheit des Mannes die biologische Fähigkeit zu Schwangerschaft und Mutterschaft gegenüberstellten. In der Psychoanalyse wurde dieser Ansatz in der Vergangenheit bereits vertreten, z.B. von Karen Horney, Helene Deutsch und Therese Benedek sowie – mit starkem Nachdruck von Ernest Jones. Später knüpften Juliet Mitchell und Jacqueline Rose an diesen stets stürmisch und leidenschaftlich ausgetragenen Diskurs wieder an.

Vor allem in den USA erschien in der ersten Hälfte des 20. Jahrhunderts eine Fülle an einschlägiger Literatur. Doch sofern sich diese Beiträge stilistisch nicht einem eher reißerischen Journalismus angleichen, klingen sie nach meinem Dafürhalten allzu »muttihaft«, wie Rosemary Balsam es ausdrückt. Balsam (2012) vertritt die Überlegung, dass sich die Patientin mit dem ausladenden Gesäß der Analytikerin identifiziert! Letztlich geht es um die Suche nach einer definitiven Theorie, die die von Jones stammende Idee der Identifizierung mit der Mutter integriert.

Für das 3. Kapitel habe ich ein Schema erstellt, um eine klare Übersicht der Unmenge an Daten zu geben. Die meisten Informationen stammen aus Schukers und Levinsons Buch *Female Psychology: An Annotated Bibliography* (Schuker & Levinson 1991; siehe insbesondere Kapitel 18, »Sexuality«). Es ist faszinierend zu sehen, dass der Diskurs im Laufe der Jahre eine Qualität angenommen hat, die das Thema selbst zu spiegeln scheint. Ideen werden vorgestellt, wecken Widerspruch und geraten in Vergessenheit, um dann später erneut aufzutauchen. In gewisser Weise illustriert diese Zirkularität die Konzentrizität des Weiblichen an sich, die verborgenen, geheimen weiblichen Genitalien, die Leidenschaftlichkeit des potentiell unstillbaren und so furchterregenden Verlangens, die Angst vor der enormen Dehnfähigkeit der Vagina unter der Geburt.

Dies erinnert mich an eine ähnliche Dynamik, die Institutionen entwickeln, indem sie Eigenschaften der in ihnen behandelten Pathologien annehmen. Ich denke z. B. an die sadomasochistische Dynamik einer Institution, die sich auf die Erforschung und Behandlung von Perversion, Gewalt und Delinquenz spezialisiert hat. (Bekanntermaßen wurde die Portman Clinic von Harry Karnac als »Sklavenschiff« bezeichnet, als er nach seinem Rückzug aus dem Verlag Karnac Books in der Klinik an Forschungsprojekten teilnahm. Nicht nur die in der Klinik behandelte sadomasochistische Pathologie, sondern auch die Tatsache, dass die Kliniker dort Schwerstarbeit leisteten, war mit dem Wort »Sklavenschiff« treffend bezeichnet.) Ich denke auch an den Wahnsinn, der sich im klinischen Management der Psychosen widerspiegelt, oder an die Pralinenberge und Blumenmeere auf Entbindungsstationen, wo sich inmitten all der Freude immer wieder auch Momente tiefster Trauer einstellen. Was die psychoanalytische Literatur betrifft, so bestand Freuds Genie freilich darin, die Komplexität der menschlichen Natur aufgezeigt zu haben, ohne sämtliche Antworten zu kennen – auch wenn er sie mitunter prophezeite, z. B. indem er die Hormone beschrieb, noch ehe sie in den 1920er Jahren entdeckt wurden (Freud 1905d, S. 116f.). Seine gewissenhafte Dokumentation und die Intensität seines Werkes legen dafür Zeugnis ab.

Die neuen biologischen Erkenntnisse über die Klitoris, über die kurz vor der Jahrtausendwende berichtet wurde, haben den Weg in die psychoanalytische Literatur noch nicht gefunden. Nach dem Vorbild William Gillespies, der 1969 in einem Artikel im *International Journal of Psycho-Analysis* die physiologischen Arbeiten von Masters und Johnson über die Sexualität des Menschen vorstellte, habe auch ich vor fast zwanzig Jahren versucht, der psychoanalytischen Welt diese neuen biologischen Funde zur Kenntnis zu bringen. Zeitschriftenherausgeber reagierten zwar interessiert, zweifelten aber augenblicklich an der Relevanz für die psychoanalytische Theorie und waren der Ansicht, dass ein einzelner Artikel aus meiner Feder die Bedeutsamkeit und die Implikationen nicht würde vermitteln können. Dies ist nicht überraschend, da die Arbeit von Masters und Johnson bis auf den heutigen Tag bahnbrechend ist, wie eine meiner Patientinnen mir sagte, nachdem sie Thomas Maiers Buch *Masters of Sex* gelesen hatte (Maier 2009). Gillespies *Journal*-Artikel enthielt damals kein klinisches Material. In meinem Buch hingegen kann ich mehrere Behandlungen vorstellen.

Im 4. Kapitel illustriere ich die Beziehung zwischen körperlichen Aspekten und ihrer psychischen Repräsentation auf bewährte Weise anhand klinischen Materials. Es ist ein befriedigendes Gefühl, eine Möglichkeit gefunden zu haben, eine Patientin vorzustellen, die ich vor vielen Jahren fünfmal pro Woche am Anna Freud Centre im Rahmen einer Studie über junge Erwachsene sah. Miss K. klagte über Schwierigkeiten, wie sie von jungen Frauen, die mit ihrer Sexualität konfrontiert sind, häufig erlebt werden. Sehr viele dieser Frauen sind nicht in der Lage, ihr Potential auf diesem Gebiet auszuschöpfen. Die Analyse half Miss K., sich emotional von ihrer Mutter zu lösen und eine bedeutungshaltige heterosexuelle Beziehung einzugehen. Zu Beginn der Behandlung hatte sie dies für absolut unmöglich gehalten.

Welche klinischen Implikationen bringt die Neuinterpretation der Struktur der Klitoris mit sich? In den Kapiteln 5 bis 8 untersuche ich Themen, die für Frauen von Belang sind: Bisexualität, Mutterschaft, Weiblichkeit und Aggression. Die Anatomie der Klitoris steht in diesen Kapiteln nicht im Mittelpunkt, sollte aber in die Reflexion über die verschiedenen Aspekte von Weiblichkeit einfließen.

Die meisten Menschen haben entweder einen männlichen oder einen weiblichen Körper. Die Bisexualität, von Freud als universales Phänomen verstanden (siehe 5. Kapitel), betrifft das subjektive Erleben der eigenen Männlichkeit bzw. Weiblichkeit. Theoretisch gesehen, ist sie also ein im Unbewussten verankertes psychisches Phänomen. Ich schildere klinische Beispiele für zwei extreme Manifestationen, eine biologische und eine psychologische: intersexuelle Menschen mit dem Androgenresistenz-Syndrom, denen bei der Geburt irrtümlich das weibliche Geschlecht zugewiesen wurde, und homosexuelle Männer mit übertrieben weiblicher Identifizierung. Diese sehr anschaulichen Beispiele werfen Licht auf Schwierigkeiten, die zu mehr oder minder hohem Grad für uns alle relevant sind.

Im 6. Kapitel über die Mutterschaft konzentriere ich mich auf die Fortpflanzung als den biologischen Aspekt der Mutterschaft sowie auf die Liebe, die ich von meiner eigenen Mutter, der das Kapitel gewidmet ist, empfangen habe. Thema ist die Konzentrizität der Kommunikation zwischen den Generationen, unbewusst repräsentiert durch einen weiblichen sexuellen Körper, der sich konzentrisch um einen Raum herausbildet, in dem Babys empfangen, genährt und geboren werden können.

Theoretisch zentral ist das 7. Kapitel, »Weiblichkeit«, in dem ich der Frage nachgehe, weshalb es so lange gedauert hat, bis sich die psychoanalytische Theorie explizit mit der Biologie zu beschäftigen begann.

Das 8. Kapitel dreht sich um weibliche Äußerungsformen der Aggression, die sich deutlich von der Art und Weise unterscheiden, wie Männer ihre Aggression ausdrücken. Einem Spiegel der inneren weiblichen Anatomie gleich, kann sich diese Aggression auf versteckte, heimliche Weise und infolgedessen entsprechend grausam äußern. Doch auch eine positive Aggression spielt, z. B. während des Geburtsvorgangs, eine ungemein wichtige Rolle, wird aber häufig im Interesse traditioneller Weiblichkeitsvorstellungen verdrängt.

Dass in der modernen biologischen Forschung frische, unkonservierte Leichname seziert wurden, weil sie präzisere Beobachtungen erlauben, veranlasste eine der Peer-Gutachterinnen, die einen Manuskriptentwurf gelesen hatte, zu einer heftigen Reaktion. Sie hielt diese Information nicht nur für überflüssig, sondern empfand sie als aggressiven Affront. »War es notwendig, dies zu erwähnen …?« Rückblickend denke ich, dass ich auf Reaktionen dieser Art unbewusst mit der Zweiteilung der Kapitelüberschrift »Aggression und ihre weibliche Form« geantwortet habe (siehe 8. Kapitel). Ich verstand die Bemerkung jener Gutachterin als Projektion der besonderen Eigenschaft weiblicher Aggression, die Verborgenheit der weiblichen Form oder Genitalien widerzuspiegeln, während ich lediglich einen wissenschaftlichen Sachverhalt mitteilte. Siobhan O'Connor beschrieb die gleiche vehemente Abneigung gegen Details in den ersten Reaktionen auf ihr »Opus magnum« über weibliche Gewalt, das kurz vor ihrem Tod in *Psychoanalytic Psychotherapy* erschien (O'Connor 2014).

Nachdem das Interesse an der weiblichen Sexualität um die Jahrtausendwende unvermittelt neu erwacht war, wurde es wieder still um das Thema. Im 9. Kapitel gebe ich eine Übersicht über die aktuelle Literatur. Ich fand nicht mehr als 178 Artikel über Frauen und weibliche Sexualität, von denen ich 19 besonders hervorhebe. Sechs dieser Beiträge sind Rezensionen von Rosemary Balsams Buch *Women's Bodies in Psychoanalysis* (Balsam 2012). Gleichermaßen wichtig ist eine Ausgabe des *Journal of the American Psychoanalytic Association* von 2003, die fast ausschließlich dem Thema Frauen gewidmet war und zu der viele namhafte US-amerikanische Autorinnen Artikel beisteuerten. Neben Kulish, Balsam, Chodorow und Kramer Richards war auch Tyson mit einem Kommentar vertreten. Sie schrieb:

> »Die Kartierung dieses ›dunklen Kontinents‹ hat die Psychoanalyse im vergangenen Jahrhundert mehr als 75 Jahre lang beschäftigt und umgetrieben. Immerhin ist der Kontinent nun nicht mehr ganz so dunkel. Auf eine allgemein anerkannte, umfassende und integrierte Theorie der weiblichen Entwicklung, Psychologie und Sexualität aber warten wir nach wie vor. Wichtige Kontroversen bleiben

ungelöst, und manche Bereiche sind noch immer vollständig unerforscht. Wir wissen wenig über sie oder müssen sie unter einem ganz neuen Blickwinkel betrachten.« (Tyson 2003, S. 1119)

Ihre oben genannten Kolleginnen wagen diesen neuen Blick und leisten damit »einen wichtigen Beitrag zu der in ständiger Entwicklung und Veränderung begriffenen Theorie der Psychologie der Frau« (ebd., S. 1119).

Die Psychoanalyse erforscht das Unbewusste und seinen Einfluss auf unser Verhalten. Ihre Vertreter sind leidenschaftlich bemüht, die theoretischen Grundsätze über das psychische Geschehen zu bewahren, und lehnen die Fokussierung auf den realen Körper oft sehr entschieden ab. In Großbritannien bildet Dana Birksted-Breen eine Ausnahme, ebenso wie Phyllis Greenacre (1964) in den USA, die sich vor allem für Körperrhythmen interessierte und schrieb: »Das Denken ist nie wirklich entkörperlicht. Auf diese oder jene Weise trägt es den Abdruck seines Begleiters, des Körpers« (S. 30). Ich kenne jedoch einen Psychoanalytiker, der vorgibt, gar keinen Körper zu besitzen! Er rechtfertigt dies damit, dass der Körper in anderen Disziplinen erforscht werde und die Psychoanalyse sich schützen müsse. Dies ist nicht völlig falsch, ignoriert aber die wichtige Gelegenheit, an der Grenze von Körper und Psyche zu forschen, wo beide einander wechselseitig, häufig unbewusst, beeinflussen. Freilich sollte das moderne Verständnis des Körpers Einfluss darauf ausüben, wie sich unsere Psyche ihm gegenüber verhält. Freud selbst hat das Ich bekanntlich als ein »körperliches« bezeichnet (Freud 1923b, S. 253)! Ich plädiere dafür, dass sich die Psychoanalyse trotz der Schwierigkeiten, die die unterschiedlichen Sprachen mit sich bringen, den Diskurs mit anderen Disziplinen – »Interdisziplinarität« – zunutze macht. An den Grenzen zu arbeiten ist wichtig. Edward O. Wilson (1998) machte den Begriff der »consilience«, der »Einheit des Wissens«, bekannt, um zu erklären, wie Entwicklungen gefördert werden. Sein Konzept sprengt den Rahmen dieses Buches, kann aber als eine Struktur dienen, die weiteren Überlegungen zugutekommt.

Die Hypothese, die sich durch mein Buch zieht, ist nicht schwer zu verstehen. Die Psychoanalyse verfügte schon vor den wissenschaftlichen Wiederentdeckungen der späten 1990er Jahre über Belege für eine andere Interpretation des weiblichen Körpers, war sich dessen aber nicht bewusst. Auch wenn Freuds ursprüngliche Theorie der weiblichen Sexualität als veraltet gilt, ist das vorgreifende unbewusste Wissen, das die Psychoanalyse abrufen kann, bevor der Wissenschaft entsprechende Entdeckungen gelingen, ein weiteres Beispiel für Freuds Genialität – ganz ähnlich wie die Entdeckung der Hormone. In gleicher

Weise erfassten Jones und seine Kolleginnen – die auf seine Stimme angewiesen waren, damit ihre Freud-Kritik überhaupt Gehör finden konnte – die evolutionäre Entwicklung eines Raumes, in dem Babys empfangen und ausgetragen werden können.

Auch aufgrund der Erfahrungen, die ich an der Portman Clinic mit Patienten und Patientinnen gesammelt habe, rückt in diesem Buch gelegentlich die Theorie der Perversionen in den Vordergrund. Dass Frauen häufig in einem Atemzug mit Minderheitengruppen genannt werden, ist allgemein bekannt und hat zahlreiche komplizierte historische, politische und kulturelle Ursachen, von denen einige in den folgenden Kapiteln zur Sprache kommen. Um Missverständnissen vorzubeugen, weise ich darauf hin, dass die Verborgenheit der durch den Ödipuskomplex prismatisch gebrochenen Ursachen der Perversion (Sachs 1923) nicht dasselbe ist wie die Verborgenheit der weiblichen Geschlechtsorgane, aber aus ihr resultieren kann. Als Beispiel dienen etwa die Theorie des Fetischismus und die umfangreiche einschlägige Literatur.

Ich kann hier unmöglich all die Patientinnen und Patienten, Kolleginnen und Kollegen, Freundinnen und Freunde nennen, die es mir ermöglicht haben, mein erstes Buch zu veröffentlichen. Ihnen allen schulde ich meinen Dank. Ausdrücklich erwähnen möchte ich jedoch Don Campbell, der mir schon sehr früh Mut gemacht hat, Anne-Marie Sandler und Gregorio Kohon, die mir auf dem Weg beistanden, Sheilagh Davies, die mich in der Endphase der Arbeit unterstützte, und Saven Morris, Leiterin der Bibliothek des Institute of Psychoanalysis, die mir bei meinen Literaturrecherchen half. Ich danke Michael Rustin für seine Hilfe beim Schreiben und für sein Vorwort, Jane Milton, Mitherausgeberin des *New Dictionary of Kleinian Thought* und Archivarin der Melanie Klein Archives für Detailinformationen, Jeanie Carmichael und Katie Whyte für ihre hilfreichen Einfälle. Aus Gründen, auf die ich in dem Kapitel über Mutterschaft und in meinen abschließenden Betrachtungen näher eingehe, habe ich das Buch meiner Mutter Jean gewidmet. Eine zweite Widmung gilt Alcira Mariam Alizade. Wir haben einander nie persönlich kennengelernt, aber ihre Schriften berührten mich tief und halfen mir, meine eigenen Überlegungen zur Weiblichkeit im 7. Kapitel zu formulieren. Und schließlich danke ich den Mitarbeitern des Karnac Verlags, die hinter den Kulissen wirkten und mich bestärkten. Mein Dank gilt insbesondere Rod Tweedy und Alyson Silverwood für den redaktionellen Feinschliff.

Ich habe dieses Buch geschrieben, um die Theorie der weiblichen Sexualität konstruktiv voranzubringen. Die Naturwissenschaften erforschen Gebiete, die das Unbewusste bereits für die Psychoanalyse erschlossen hat. Wir sollten stolz darauf sein und uns nicht genötigt fühlen, kreative wissenschaftliche Weiterentwicklungen abzuwehren. Ich plädiere dafür, dass die Psychoanalyse neue biologische Funde aufmerksam zur Kenntnis nimmt. Dies trifft insbesondere auf die Neurowissenschaften zu, aber auch auf die Erforschung der weiblichen Sexualität, deren Funde durch verschiedene wohlverankerte psychoanalytische Theorien, z.B. die Konzepte der Komplementarität und der Konzentrizität, schon vorweggenommen wurden (siehe 4. Kapitel). Ich möchte zeigen, dass diese Theorien erklären können, weshalb Dinge u.U. ganz anders sind, als es den Anschein hat, und dass diese Andersheit mit dem verborgenen und infolgedessen geheimnisvolleren Charakter der weiblichen Sexualität zusammenhängt. Dass die psychoanalytische Theorie den einschlägigen empirischen Entdeckungen vorauszugreifen vermochte, kann ihre Position auch in der nicht wissenschaftlichen Welt nur stärken.

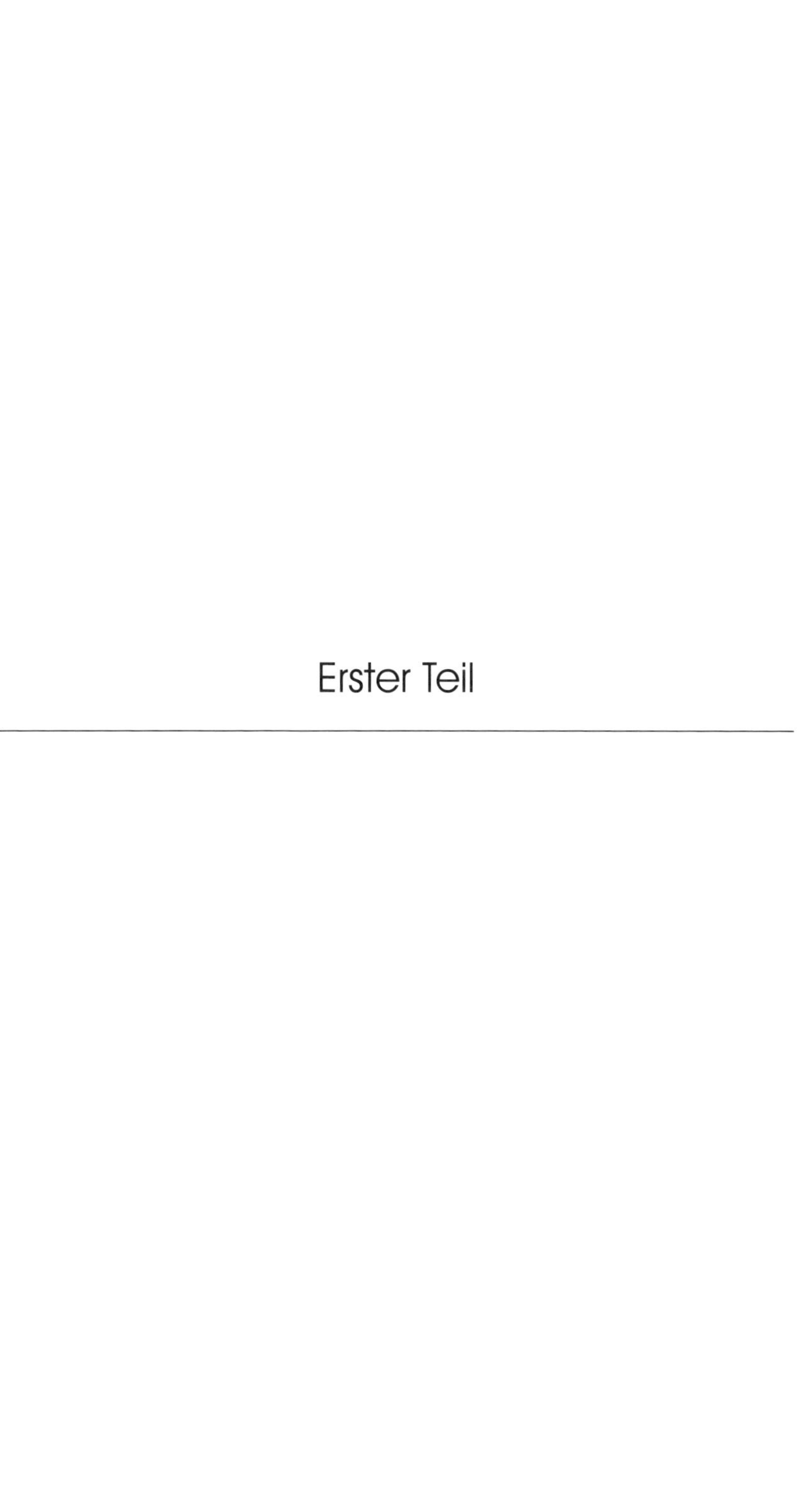

Erster Teil

1. Kapitel
Frauen in der Geschichte

In diesem Kapitel möchte ich einen Blick auf den Rang werfen, den Frauen im Laufe der Jahrhunderte eingenommen haben, und vor diesem Hintergrund untersuchen, zu welchen Neuinterpretationen der weiblichen Anatomie die biologische Forschung um die Jahrtausendwende gelangt ist. Meine Überlegungen konzentrieren sich hier auf die Anatomie der Klitoris, so dass vieles andere unberücksichtigt bleibt. Indes könnte dieser Aspekt der Frau nicht nur gesellschaftlich außerordentlich relevant sein, sondern auch und vor allem im Hinblick auf das eigentliche Ziel meines Buches, nämlich die Integration und Weiterentwicklung der psychoanalytischen Theorie. In anderen Disziplinen, aber auch in der Psychoanalyse wurde die Entwicklung des Wissens über den weiblichen Körper und die weibliche Sexualität jahrhundertelang von gesellschaftlichen und kulturellen Normen beherrscht, die auch für die Unterdrückung dieses Wissens verantwortlich waren.

Was die psychoanalytische Theorie weiblicher Sexualität betrifft, so geht man traditionell davon aus, dass sie ursprünglich von einem einzigen Mann, Sigmund Freud, entwickelt und später in die Hände eines anderen Mannes, Ernest Jones, übergeben wurde. Dass Jones als Sprecher einer Gruppe von Frauen auftrat, der u. a. Karen Horney, Helene Deutsch und Therese Benedek angehörten, ist gleichermaßen bekannt; dennoch war die Freud-Jones-Debatte symptomatisch für diese patriarchalischen Zeiten.

Wichtig ist auch, dass die Entwicklung der psychoanalytischen Theorie von Freud auf zwei Frauen, nämlich Melanie Klein und Anna Freud, überging. Diese Geschichte wird von Margot Waddell unter einem Blickwinkel, der für meine eigene Sichtweise relevant ist, beschrieben. Waddell konzentriert sich v. a. auf Klein und hebt hervor, dass Freud frühe Traumata und ihren Einfluss auf aktuelle Schwierigkeiten detailliert zu rekonstruieren versuchte, während Klein mit Kindern arbeitete und deren Interesse »an inneren Angelegenheiten – an dem, was im Innern des eigenen Körpers und dem der Mutter geschieht«, in den Mittelpunkt stellte (Waddell 1998, S. 2). Auch durch die Arbeit Winnicotts verschob sich die theoretische Betonung von den biologischen Trieben auf Beziehungen. Ich werde später zeigen, dass das Interesse am Inneren, am inneren Leben des Menschen, für Frauen ein ganz natürlicher Aspekt von Beziehungen ist, weil sich ein Großteil ihrer Sexualbiologie im Körperinnern abspielt.

Schon immer gab es starke Frauen, an die man sich auch Jahrhunderte später noch erinnert: die Jungfrau Maria, Hildegard von Bingen, Jeanne d'Arc (die laut Natalie Angier möglicherweise unter einer Androgenresistenz litt; siehe 5. Kapitel), Queen Elizabeth I. usw. Doch keine dieser Frauen ist aufgrund ihrer sexuellen Aktivität im kulturellen Gedächtnis lebendig geblieben. Bei Queen Victoria verhält es sich ein wenig anders; sie hatte neun Kinder mit Albert, der Liebe ihres Lebens, und wir wissen von späten, offenbar sehr engen Freundschaften mit einem oder zweien ihrer Diener. Ironischerweise aber lebte sie in einer Zeit, in der die Sexualität um jeden Preis unterdrückt werden musste, und genau dafür kam ihr eigener Name im Laufe der Jahrhunderte zu stehen: wir sprechen vom »viktorianischen Zeitalter«. Keine dieser Galionsfiguren war in einem breiteren Sinn für alle Frauen repräsentativ. Verdrängung und Unwissen führten zu hysterischen Erkrankungen, psychosomatischen Beschwerden oder Schwangerschaften, die dissoziiert und verleugnet wurden. Was die Masse des gemeinen Volkes anging, so waren Frauen das Eigentum der Männer. Sie gehörten zuerst dem Vater und später ihrem Ehemann. In manchen Kulturen verweist das Hochzeitsritual noch heute auf die geschäftliche Seite der ehelichen Verbindung. Aber auch in der westlichen Kultur ist die Mitgift, ausgehandelt zwischen dem künftigen Ehemann und dem Vater der Braut, keineswegs ferne Vergangenheit.

Frauen wurden allezeit von Männern kontrolliert. Ihr Begehren und ihre Leidenschaft, ihre Fähigkeit zu grenzenlosem Verlangen weckten Angst und veranlassten die Männergesellschaft zu Restriktionsmaßnahmen. Von ihrer Schönheit zeugen nur wenige Bilder. Sie bedeckten sich zum Zeichen ihrer Demut, aber auch, um niemanden in Versuchung zu führen. In manchen Kulturen ist dies bis heute der Fall. Frauen galten als minderwertig, ungebildet, schmutzig, wurden im Haus versteckt.

Trotzdem gab es Renaissancen. Im Mittelalter entstanden anatomische Zeichnungen, auf denen die Klitoris in ihrer natürlichen Dimension als Organ abgebildet war, zu dem auch ein Großteil des Gewebes gehört, das die Klitoriseichel (Glans clitoridis) umgibt. Die Zeichnungen wurden verboten. Zu Beginn des 20. Jahrhunderts entfernte man laut Helen O'Connell eine Reihe von Darstellungen der weiblichen Geschlechtsorgane einschließlich der Klitoris aus dem Standardlehrbuch *Gray's Anatomy*, weil man sie für überflüssig, ungeeignet oder beides hielt. Helen O'Connell selbst versuchte Ende der

1990er Jahre, sie erneut zu publizieren. Ich werde im weiteren Verlauf zeigen, dass ebendieses Muster während des gesamten 20. Jahrhunderts auch in der psychoanalytischen Theorie der weiblichen Sexualität zu verzeichnen ist: Beobachtungen und Einsichten tauchen auf, um dann wieder – fast spurlos – zu verschwinden.

In ihrem ersten Artikel über dieses Thema schreibt O'Connell (1998): »Seit den Untersuchungen von Masters und Johnson (1966) hat die Forschung überraschend wenig Interesse an der weiblichen Anatomie oder Physiologie gezeigt« (S. 1894). Sie berichtet über die Entdeckung, dass die Klitoris mehr ist als ein »kleiner Knubbel«, und erläutert ihre ausgedehnte, dreidimensionale Struktur, zu der auch die beidseitigen Schwellkörper der Klitoris gehören, die man der Vagina zugeordnet hatte und deshalb als Vorhofschwellkörper bezeichnete. Sie legt diese Neuinterpretation anatomisch präzise und detailliert dar (siehe 2. Kapitel).

Es gibt zahlreiche Möglichkeiten zu beschreiben, wie sich das Bild der Frau durch die Jahrhunderte hindurch je nach der Kultur der Zeit veränderte. Beispielsweise liegen der Romanliteratur im Großen und Ganzen gründliche, aufschlussreiche Recherchen zugrunde. Der in Italien spielende Roman *Im Land der Venus* des argentinischen Schriftstellers und Psychoanalytikers Federico Andahazi erzählt die wahre Geschichte des Anatomen Matteo Realdo Colombo, der die Klitoris entdeckte und ihr den Namen »Amor veneris« – »Liebe der Venus« – gab. Colombo selbst hatte seinen Fund 1559 in *De re anatomica*, einem anatomischen Lehrbuch, beschrieben. Andahazi zeigt eine extravagante, wiewohl nachvollziehbare Parallele zu Christoph Columbus' Entdeckung Amerikas auf, indem er die anatomischen Navigationskarten des Chirurgen mit den Navigationskarten der Weltmeere vergleicht. Aber Colombo, der als Anatom und Arzt im Italien der Renaissance hohes Ansehen genoss, geriet in die Fänge der Inquisition, nachdem er die Entdeckung der Klitoris in seinem Buch veröffentlicht hatte. Um einen Eindruck von jener Zeit zu vermitteln – der jeden Psychoanalytiker unweigerlich an das Über-Ich denken lässt –, sei der Dekan der Universität zitiert, dem Andahazi folgende Worte in den Mund legt:

> »Sollen wir tatenlos zusehen, wie die neuen Maler, Bildhauer und Anatomen eines guten Tages unseren Herrn Jesus Christus abschaffen und in feinem Marmor das Bild Luzifers über der Kanzel erheben?« (Andahazi 1999 [1997], S. 156)

Matteo Colombo behandelte eine reiche, schöne Witwe, Ines de Torremolinos, die in Florenz ein Leben in »franziskanischer Enthaltsamkeit« führte und im Begriff war, an Depression und Entkräftung zu sterben. Ins Leben zurückgeholt wurde sie durch Colombos manuelle Manipulation ihrer außergewöhnlich großen Klitoris. Der Anatom wurde schließlich vom Inquisitionsgericht begnadigt, weil der amtierende Papst just während des Prozesses erkrankte und niemand anderer als Colombo ihn zu heilen wusste. Nun endlich wollte Colombo auch seine große Liebe, die wunderschöne Prostituierte Mona Sofia aus Venedig, in den Genuss seiner Entdeckung bringen, doch als er sie nach langen Jahren wieder aufsuchte, war sie von der fortgeschrittenen Syphilis furchtbar gezeichnet. Kurz darauf starb sie.

Nachdem die Jury der Fundación Fortabat Federico Andahazi für seinen Roman den ersten Preis zugesprochen hatte, legte die Geldgeberin ihr Veto gegen die Auszeichnung ein. Es kam zu einem Skandal: Man warf der Stiftung Zensur vor. Ironischerweise spielte sich hier also abermals jene Dynamik von Entdeckung und Unterdrückung ab, der ich in diesem Buch nachspüre.

Auch der Roman beginnt mit einem Rückblick auf die Geschichte. Andahazi zitiert Natalie Zemon und Arlette Farge, um zu beschreiben, dass bis zum 16. Jahrhundert nicht nur die Genitalien der Frau, sondern die Frauen selbst versteckt wurden:

> »Vom 16. bis zum 18. Jahrhundert spielten Frauen in allen häuslichen, wirtschaftlichen, intellektuellen, öffentlichen, konfliktträchtigen oder auch vergnüglichen Bereichen der Gesellschaft eine Rolle. Für gewöhnlich waren sie von ihren täglichen Aufgaben in Anspruch genommen, zuweilen aber auch in Ereignisse verwickelt, die die Gesellschaft formten, wandelten oder auseinander rissen. Auf allen Stufen der sozialen Leiter besetzten Frauen Räume, mit Ausnahme vielleicht im Krieg – wenn man von der stürmischen Phase der Fronde absieht. Ihre Präsenz wurde von denen kritisch beobachtet, denen sie häufig nicht ganz geheuer schienen« (Andahazi 1999 [1997], S. 10).

Andahazi berichtet, dass Matteo Colombo seine Entdeckung just in dem Moment machte, in dem Frauen, die bis dato stets hinter verschlossenen Türen gelebt hatten, »aus den Klostermauern und Beginenhöfen, aus den Bordellen oder der warmen, doch darum nicht minder klösterlichen Abgeschiedenheit ihres heimischen Herdes hinaustraten« (ebd., S. 11).

Gleichwohl setzte die Spirale sich fort. Bislang haben wir das Europa der Renaissance betrachtet, nun machen wir einen Sprung ins 21. Jahrhundert. Dubai ist eine hochmoderne, rasant wachsende, aber fast geschichtslose Metropole, denn bevor man Mitte des 20. Jahrhunderts Öl in der Region entdeckte, gab es dort praktisch nichts – von einigen Beduinen und noch weniger Perlenfischern abgesehen. Heute steht an der Küste Dubais ein Museum, ein historisches Kaufmannshaus, gefüllt mit wunderschönen Schwarz-Weiß-Fotografien der einstigen Herrscherfamilie und anderer Beduinen. Die Bilder zeigen diese Menschen zu Hause, auf dem Meer beim Fischen und in der Wüste bei der Falkenjagd. Als ich die Fotos zum ersten Mal betrachtete, fiel mir auf, dass ausschließlich Männer und Jungen abgebildet waren. Wo steckten die Frauen? Welch eine Frage! Sie hielten sich natürlich verborgen, so wie sie sich auch heute noch in der Öffentlichkeit in ihre grausamen schwarzen Gewänder hüllen (grausam wegen der Sonne, zumal die Männer Weiß tragen) und sich den Blicken einer jeden Kamera entziehen. Einige Jahre später reiste ich noch einmal mit meiner Schwester nach Dubai und suchte erneut das Kaufmannshaus auf. Ich warnte sie vor: sie solle keine Fotos von Frauen erwarten. Wir spazierten durch die Räume und standen am Ende unseres Rundgangs tatsächlich vor Bildern von Frauen. Ich glaube nicht, dass es alte Aufnahmen waren, zumal es sich weitgehend um Farbfotos handelte. Hatte ich sie bei meinem ersten Besuch übersehen? War ich an diesen halbversteckten, verwinkelt gelegenen Räumen vorbeigelaufen? Freilich hatte ich im Grunde gar nicht damit gerechnet, Fotos von Frauen zu Gesicht zu bekommen, und man sieht bekanntlich nur, was man sehen möchte, und nicht unbedingt das, was tatsächlich da ist. Vielleicht hatte man diese Fotos auch erst später aufgehängt, um dem Museum einen modernen Anstrich zu geben. Dubai versucht, als Stadt topaktuell zu sein, und beschäftigt zu diesem Zweck weltbekannte Experten. Dass historische Dokumentationen zumindest nachträglich vervollständigt werden können, stimmt zuversichtlich.

Wenden wir uns noch einmal Matteo Colombo zu. Mona Sofia geht im venezianischen Bordell ihrer Arbeit nach, Ines de Torremolinos liegt in Florenz auf dem Krankenbett, und eine schwarze Krähe, die Colombo auf den Namen Leonardino getauft hat, darf sich in Padua täglich an den Abfällen seines anatomischen Wirkens laben. Diese drei werden als »Dreifaltigkeit« bezeichnet, Colombo bildet den »Apex«. Am Schluss des Romans wird die Krähe zum Apex, während die drei Menschen die Dreifaltigkeit darstellen. Der Roman hebt gleichermaßen rätselvoll an wie er endet, so dass sich schwer sagen lässt, was Andahazi wirklich ausdrücken möchte. Weil er aber Psychoanalytiker ist, vermute ich, dass Ines zunächst für das Ich steht, Mona Sofia für das Es und Leonardino, die Krähe, für das Über-Ich. Die Schwärze des Vogels verkündet zweifellos Unheil. Ines aber besitzt Über-Ich-Züge, die sie durch die Entdeckung weiblicher Lust überwindet, woraufhin sie zum Es wird. Später, im Jahre 1599, wird sie auf dem Scheiterhaufen verbrannt. Mona Sofia, die ihren ersten Auftritt als Es hatte, entdeckt die Risiken, die ihr Beruf mit sich bringt, und gelangt zur depressiven Position. Sie wird zum Ich, geht jedoch an der Syphilis zugrunde. Die immer hungrige Krähe, die primitive Kreatur, ist gleichwohl geduldig und weise. Sie reagiert aber frustriert, als die Nahrungszufuhr ausbleibt, nachdem man Colombo in Haft genommen hat, und fliegt nach Venedig, wo Colombo später selbst seine tiefste Enttäuschung erleben wird.

Andahazi bezeichnet seinen Roman als »Geschichte einer Entdeckung« und »Chronik einer Tragödie«. Der historische Matteo Colombo hat das Erscheinen seines Buches nicht mehr erlebt. Er starb 1599, im Jahr seiner Veröffentlichung.

Wie hat mir diese Geschichte beim Schreiben meines eigenen Buches geholfen? Romane können insofern sehr hilfreich sein, als sie sich über Kontroversen und Skandale des realen Lebens hinwegsetzen. Darüber hinaus aber enthält *Im Land der Venus* aufgrund der historischen Forschungen, die dem Werk zugrunde liegen, viele Informationen, die für mein Anliegen relevant sind. In einer Leserrezension, die ich im Internet fand, heißt es, dass »die vermeintlichen Beweise für den bösartigen, dämonischen Charakter des guten Arztes auch insofern interessant sind, als sie an die Hexenprozesse von Salem und an die Lewinsky-Clinton-Affäre« erinnern. John Updike, so der (anonyme) Leser, habe darauf hingewiesen, dass in allen drei Situationen die Beschreibungen des Geschehens wesentlich drastischer ausfielen, als es den Sitten der Zeit entsprach. Er bezeichnete dies als »sanktionierten Voyeurismus«. In den Blick rücken hier die komplexen Theorien des kreativen Prozesses der Perversion, sei es als Sexualisierung der Aggression oder als Vermeidung der Psychose, als Verleugnung der Penislosigkeit der Frau und als Verwischen der Grenzen zwischen den Geschlechtern oder den Generationen …

Das weibliche Geschlecht, das Wesen der Weiblichkeit, die wesensvolle, liebevolle Frau – all diese Formulierungen bezeichnen unterschiedliche Aspekte der weiblichen Persona. Die liebevolle Frau bemuttert ihre Kinder, unterstützt ihren Ehemann. Aber es gibt noch einen anderen Typ Frau, beschrieben von Estela Welldon (1988), nämlich die gewalttätige und/oder vulnerable Frau. Wenn sie ihre eigenen negativen Gefühle, ihren Neid und ihren Hass agiert, werden ihre Kinder infolge der potentiell hochgefährlichen großen Nähe zur Mutter zu Leidtragenden. Diese spezifische Eigenschaft der von Welldon so genannten »weiblichen Perversion« wird als dermaßen unerträglich empfunden, dass die Gesellschaft im Grunde nicht bereit ist, darüber nachzudenken.

Für einen anderen Typ Frau steht die Mutter, die ihr Kind zu halten und zu behüten vermag, weil sie ihre eigene innere Welt, ihre widersprüchlichen positiven und negativen Gefühle sowie alle übrigen Aufgaben, die es im Leben zu meistern gilt, akzeptieren und *integrieren* kann. Die Analytikerinnen Sylvia Payne, Marjorie Brierley, Margaret Arden u. a. führen diese Fähigkeit auf das unbewusste Wissen der Frau um ihr Körperinneres zurück. Es als das Wunder der Evolution, das es ist, zu begreifen, statt die weiblichen Geschlechtsorgane als minderwertig im Vergleich zum Penis zu betrachten, kann nur hilfreich sein. Hier zeichnet sich eine Parallele zur kleinianischen Sichtweise der Auflösung des Ödipuskomplexes ab, doch ich erwähne insbesondere die Theorie der »Unabhängigen Tradition«, weil sie speziell auf Frauen und ihre Kinder fokussiert.

In einem neuen Buch mit dem Titel *The Anatomical Venus* konzentriert sich Joanna Ebenstein auf die Art und Weise, wie sich Interessen, Schwerpunkte und Herausforderungen im Laufe der Jahrhunderte verändert haben (Ebenstein 2016). *The Anatomical Venus* ist ein Geschichtsbuch, das die vorrangigen Probleme des 18. Jahrhunderts, des Zeitalters der Aufklärung, dokumentiert: In Europa wütete die Syphilis, Frauen starben an Auszehrung, die katholische Religion behauptete ihre Macht. Angekündigt wurde Ebensteins Monographie als ein Buch über Frauen und ihre Anatomie, als Buch mit einer Fülle an Fotografien, auf denen wunderschöne, lebensechte Wachsmodelle von Frauen zu sehen sind, die man im 18. Jahrhundert als Ersatz für die menschlichen Leichen, an denen Studenten der Medizin zuvor gelernt hatten, anfertigte. (Noch in den 1970er Jahren haben wir in London mit Leichen gearbeitet, in einem Anatomiesaal, der »The Long Room« hieß und in dem zehn bis fünfzehn Leichname wie im Leichenschauhaus in Reih und Glied aufgebahrt waren. Jeweils acht Medizinstudenten waren ein ganzes Jahr lang damit beschäftigt, eine Leiche zu sezieren. Der Geruch, die Witzeleien, die ethischen Fragen ... Heute arbeitet man, so denke ich, im Sezierunterricht mit modernen Präparaten und hat darüber hinaus per Videolink Zugang zu großen Laboratorien.)

In der Annahme, dass *The Anatomical Venus* mir als Hintergrundmaterial für mein eigenes Buch von Nutzen sein könnte, habe ich den Band gekauft. Ich fand ihn tatsächlich informativ und in gewisser Weise relevant, doch vor allem faszinierte mich, was weder im Text thematisiert noch im Foto gezeigt wird. Letztlich handelt es sich um ein Werk über bildende Kunst und über Geschichte. Die Fotos verbergen nichts, und doch fand ich im gesamten Text lediglich einen einzigen Hinweis auf ein anatomisches Detail, nämlich den Kommentar zu einem Foto, auf dem eine Frau mit angeborenem Herzfehler – unterschiedlich dicken Wänden der Herzkammern – zu sehen ist (Ebenstein 2016, S. 115). Alles übrige bleibt dem Auge des Betrachters überlassen. Der eigentliche

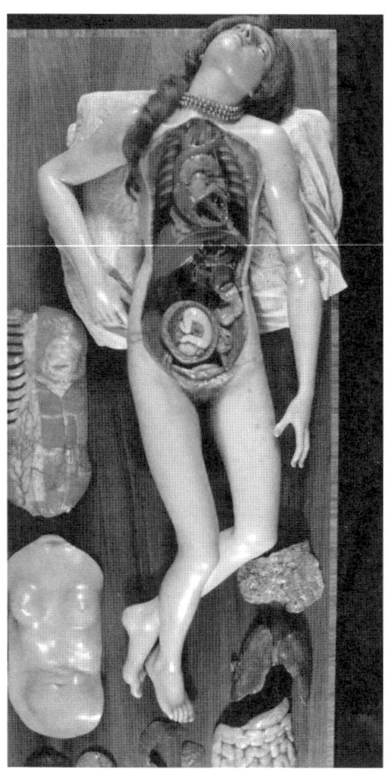

Grund, weshalb die Bilder dieser Wachsfiguren gezeigt werden, besteht darin, dass sich im Leib all der dargestellten Frauen ein geburtsreifer Fötus befindet. Dass die Genitalien darüber hinaus nicht kommentiert werden, ist ein zentrales Thema des 7. Kapitels, »Weiblichkeit: der Schlüssel zum Kästchen«.

Ein Wort noch zu *The Anatomical Venus*. Ebenstein berichtet, dass Clemente Susini im 18. Jahrhundert die »Medici Venus« in einer Florentiner Wachswerkstatt modellierte – eine lebensgroße, anatomisch korrekte und zerlegbare Göttin aus eingefärbtem, der Hautfarbe ähnelndem Wachs. Susini schuf seine »Venus« nach dem Vorbild des weiblichen Schönheitsideals, für dessen Darstellung die italienischen Künstler seit langem berühmt waren:

> »[…] eine perfekte Verkörperung der aufgeklärten Werte jener Zeit, die die menschliche Anatomie als einen Spiegel der Welt verstand. […] den menschlichen Körper zu kennen bedeutete, den Geist Gottes zu kennen.« (Ebenstein 2016, S. 24)

Doch welch ein Gegensatz zwischen »der klassischen Schönheit ihres Äußeren und dem abstoßenden Innenleben« (ebd., S. 131)! In all ihrer hässlichen Erbärmlichkeit sehen wir die Innereien des Körpers bloßgelegt. Damals gab es zahlreiche Modelleure, die diese anatomischen Wachsfiguren herstellten. In ihrer Einleitung zu *The Anatomical Venus* schreibt Ebenstein (2016), dass »die ›Anatomische Venus‹ auf heutige Gemüter sonderbar« wirke: »ein klassisches Beispiel des Unheimlichen« (S. 19). Später geht sie diesem Eindruck unter Berufung auf Schelling, den auch Freud (1919h) in seiner Abhandlung »Das Unheimliche« und Greogorio Kohon (2016) in seinem Buch über die Ästhetik zitieren, auf den Grund. Als »unheimlich« bezeichnet man etwas, »das geheim und verborgen hätte bleiben sollen, aber ans Licht gekommen ist«, schreibt Kohon (S. 11). Ebendies trifft im 18. Jahrhundert auf das Innere des Frauenkörpers zu und gilt auch für die hier vorgenommene Neuinterpretation der Anatomie der Klitoris (siehe insbesondere 7. Kapitel). Kohon (2016) erinnert an Freuds These, »dass das Unheimliche die Verdrängung einer einst erlebten Furcht oder eines erlittenen Traumas verrate, präziser: Es deckt die Wiederkehr der verdrängten Kastrationsdrohung auf« (S. 11). Doch damit, so Kohon, ist die Bedeutung des Unheimlichen noch nicht erschöpft. Er zeigt in seiner Theorie der Ästhetik Gemeinsamkeiten von Psychoanalyse, Kunst und Literatur auf: »Wenngleich sie unterschiedliche Empfindungsweisen, Wahrnehmungsmodi und Denkstile zu erkennen geben, hängen sie insbesondere durch das Phänomen des Unheimlichen miteinander zusammen« (S. 21).

Natalie Angiers Buch *Frau: Eine intime Geographie des weiblichen Körpers* ist eine Fundgrube wissenschaftlicher Erkenntnisse über alles, was mit Frauen und dem Frausein zusammenhängt (Angier 2000 [1999]). Während ich mich vorrangig auf die anatomischen Entdeckungen konzentriere, erklärt Angier wunderbar verständlich auch die Situation auf der zellulären und der hormonellen Ebene und zeigt, wie die in jeder unserer Körperzellen enthaltenen Geschlechtschromosomen das Geschlecht des Individuums bestimmen (sofern nichts schief geht). Jedes Mädchen hat zwei lange X-Chromosomen – eines von jedem Elternteil – mit einem großen Genpool (die meisten Gene sind ausgeschaltet). Jeder Junge hat ein X-Chromosom, das grundsätzlich von der Mutter stammt und für eine große Ähnlichkeit mit ihr sorgt! Ist dies vielleicht eine biologische Grundlage für die Feminisierung homosexueller Männer? Darüber hinaus besitzt der Junge ein Y-Chromosom, das von seinem Vater stammt und sein männliches Geschlecht festlegt. Das Y-Chromosom ist kleiner als das X-Chromosom und enthält lediglich dreißig Gene. Es ist also höchste Zeit, die Kleinheit der Klitoris der Geschichte zu überantworten – nicht nur, weil die Klitoris wesentlich größer ist als angenommen, sondern auch deshalb, weil die Größe an sich – zumal auf der Chromosomenebene – ein unzuverlässiger Indikator ist.

Ein derzeit viel diskutiertes Thema ist die Verstümmelung der weiblichen Genitalien (engl. »female genital mutilation«, FGM), die in manchen Kulturen nach wie vor Brauch ist, in zivilisierten Gesellschaften aber unter Strafe steht. Lehrer und andere Schulmitarbeiter reagieren alarmiert, wenn Mädchen im Latenzalter großzügige Geschenke erhalten, bevor sie zu einem langen Ferienaufenthalt in ihren Heimatländern aufbrechen. Personen, die Beschneidungen an Mädchen vornehmen, werden im Vereinigten Königreich vor Gericht gestellt. Die Genitalverstümmelung soll das Lustempfinden der Mädchen gemäß den althergebrachten gesellschaftlichen und kulturellen Gepflogenheiten kontrollieren; heute gilt sie als Verletzung der Menschenrechte. Vorbereitet und durchgeführt wird das Ritual ganz offensichtlich von Frauen – vermutlich deshalb, weil ihnen dasselbe widerfahren ist und sie keine andere Möglichkeit haben, als das Trauma zu wiederholen. Es hängt mit Reinlichkeitsvorstellungen zusammen, die auf tragische Weise durchkreuzt werden, wenn es zu Infektionen kommt, mit Neid auf eine emanzipiertere Zukunft, mit Unwissenheit.

Auf mancherlei Art haben Frauen ihren Töchtern in der Vergangenheit Leid und Schmerz zugefügt, in China z. B. durch das Binden der Füße, die zierlich bleiben und nicht wachsen sollten. Eine Freundin meinte nach der Lektüre dieses Kapitels: »Wenn die Mütter diese Qualen nicht weitergegeben hätte, wäre ihr eigenes Leid sinnlos gewesen« – die Einsicht einer Nicht-Psychologin in die Theorie der Verneinung, die Theorie des Todestriebs ...

Das 4. Kapitel enthält den Fallbericht über Miss K. Die Patientin hatte eine unbewusste Verbindung zwischen ihren Genitalien und den Füßen hergestellt, die durch heftige Bewegungen der Zehen eine nach außen und nach unten verschobene genitale Angst ausdrückten. War jene chinesische Praxis des Füßebindens ein weiterer Ausdruck der – von Frauen ausgeführten – sexuellen Kontrolle der Frauen durch Männer? Weil Miss K. ihrer Sexualität entsagte, bewegte sie – so meine Vermutung – unablässig ihre Füße, während sie ansonsten reglos auf der Couch lag – ein unbewusstes Flehen um Freiheit.

Eine andere Freundin, Yoga-Lehrerin, erinnerte sich an eine alte Form des Yoga, das Kundalini-Yoga. »Kundalini« ist die latente weibliche Energie, die sich am unteren Ende der Wirbelsäule konzentriert. Kundalini-Yoga ist eine Meditationsform, die auf die Freisetzung dieser Energie zielt und natürlich nicht nur von Frauen, sondern auch von Männern praktiziert werden kann. Die von Spiritualität und Sinnlichkeit begleiteten Bewegungen erheben sich spiralenförmig aus der Tiefe des Beckenbodens und lassen die Energie durch den ganzen Körper fließen. Manche Übende geraten in eine Ekstase. Mich erinnert dies an die christliche Mystik.

Zurück zur Erde. Die durchdachte, fundierte biologische Beschreibung der weiblichen Anatomie kommt einem besseren Leben, größerer Gleichheit und höherer Toleranz zugute. Bildung trägt entscheidend zu der Fähigkeit der Gesellschaft bei, die Welt so zu gestalten, dass alle den bestmöglichen Nutzen aus ihr ziehen können.

2. Kapitel Die Anatomie der Klitoris: eine Neuinterpretation

Dass ich dieses anatomische Kapitel unter einem psychoanalytischen Blickwinkel einleite, bedarf keiner Entschuldigung, denn ebendieser Blickwinkel hat mich letztlich bewogen, das Buch zu schreiben. Der Psychoanalytiker Michael Parsons erläutert die biologische Grundlage unserer Körperlichkeit und Sexualität, betont aber, dass die Art und Weise, wie eine Gesellschaft ihre Beobachtungen interpretiert, auch vorgibt, wie sie Gesehenes versteht: »Das Wesen der Sexualität hängt davon ab, wie seine nicht weiter hintergehbare biologische Grundlage von einer bestimmten Gesellschaft in einer bestimmten Zeit interpretiert wird« (Parsons 2000b, S. 37). Parsons spricht von der Sexualität, doch die von ihm angeführte biologische »Nicht-Hintergehbarkeit« lässt die evolutionäre Entwicklung von einer Spezies zur anderen, die in diesem Kapitel eine wesentliche Rolle spielen wird, unberücksichtigt. Die Theorie folgt einer ähnlichen, wenngleich schnelleren Entwicklung, deren Veränderungen oft schon innerhalb einer oder zweier Generationen nachgewiesen werden können. Parsons zieht das Konzept der Entwicklungsphasen, das von Melanie Klein modifiziert und zum Konzept der Positionen ausgearbeitet wurde, als wichtiges psychoanalytisches Beispiel heran. Faszinierend finde ich, dass er in seinem Beitrag mit keinem Wort erwähnt, dass ein wichtiger Teil jener biologischen Grundlage, nämlich die Struktur der Klitoris, wenige Jahre vor der Veröffentlichung seines Artikels neuinterpretiert wurde. Vielleicht wollte er keine Aufmerksamkeit auf diese Entdeckungen lenken.

Lange vorher hatte Dana Birksted-Breen (1993) in ihrem bahnbrechenden Reader *The Gender Conundrum* die Anatomie als eine »Gegebenheit« (S. 3) bezeichnet und erläutert, dass das, was das Individuum aus seiner Anatomie mache, den Verlauf seiner psychosexuellen Entwicklung beeinflusse. Ich werde in den Kapiteln 3 bis 5 ein ums andere Mal auf Birksted-Breens bemerkenswerte Beschreibung der Komplexität unserer Sexualität und auf ihre hilfreichen theoretischen Erklärungsansätze zurückgreifen. Allerdings glaube ich nicht, dass sie der tatsächlichen Anatomie oder zumindest den von der Gesellschaft vertretenen anatomischen Interpretationen genügend Beachtung schenkt. Auch deshalb stehen sie im Zentrum dieses Buches. Offenbar sah man sich vor dem Millenniumswechsel – nicht zum ersten Mal, wenngleich aus anderen Gründen als in der Vergangenheit – mit einer so hohen Komplexität konfrontiert, dass man zumindest einen einzelnen Aspekt, in diesem Fall die Biologie, als eine »Gegebenheit«, von der man ausgehen konnte, verstehen musste.

Gleichwohl rufen uns die genannten Beiträge zeitgenössischer psychoanalytischer Autoren Freuds klassisches Diktum in Erinnerung:

> »Die Biologie ist wahrlich ein Reich der unbegrenzten Möglichkeiten, wir [...] können nicht erraten, welche Antworten sie auf die von uns an sie gestellten Fragen einige Jahrzehnte später geben würde. Vielleicht gerade solche, durch die unser ganzer künstlicher Bau von Hypothesen umgeblasen wird.« (Freud 1920g, S. 65)

Im Folgenden erläuterte ich zwei wissenschaftliche Beiträge, die gegen Ende des 20. Jahrhunderts veröffentlicht wurden, der eine in einer schwedischen gynäkologischen Fachzeitschrift (van Turnhout et al. 1995), der andere im australischen *Journal of Urology* (O'Connell et al. 1998). Beide Arbeiten präsentieren eine Neuinterpretation der Anatomie der Klitoris. Die ehemals als Vestibularschwellkörper oder Vorhofschwellkörper bezeichneten Gewebestrukturen, die sich im Körperinnern seitlich neben und oberhalb der kleinen Glans clitoridis, der Klitoriseichel, befinden, sind in Wirklichkeit ein integraler Bestandteil der Klitoris an sich. Das heißt, die Klitoris ist ein wesentlich größeres Organ als bislang angenommen.

Arjen van Turnhout und Helen O'Connell verbanden ihre neue Interpretation des Aufbaus der Klitoris mit einer folgerichtigen Neubenennung bestimmter Teile. In der nüchternen Sprache der Wissenschaft aber droht das neue Verständnis unterzugehen oder falsch ausgelegt zu werden. »Die zweigeteilte Vulva und ihr nicht zweigeteiltes männliches Gegenstück sind homologe[2] Strukturen«, schreibt van Turnhout (1995, S. 767). Auf den ersten Blick scheint dies zu besagen, dass Mann und Frau gleich sind und es sich nicht lohnt, weiter darüber nachzudenken. O'Connells Arbeit beeindruckt durch die Schönheit ihrer anatomischen Zeichnungen. Interessanterweise sehen die inneren Strukturen des weiblichen Körpers vor allem in den von van Turnhout benutzten Darstellungen auffallend männlich aus, wenn man einmal davon absieht, dass sie sich im Körperinnern befinden.

2 »Homolog« bedeutet, dass eine Körperstruktur in Größenverhältnis, Aufbau und Position einer anderen Körperstruktur entspricht.

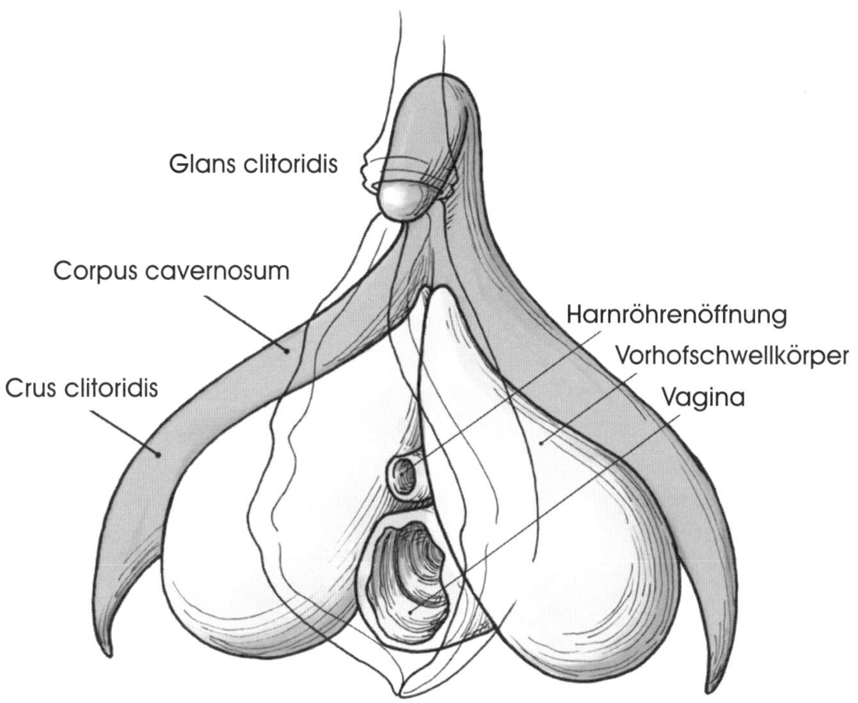

Einfacher und anschaulicher formuliert können wir Folgendes festhalten. Traditionell hatte man unter der anatomischen Struktur der Klitoris jene kleine, ja kümmerliche Glans clitoridis verstanden. Gegen Ende des 20. Jahrhunderts aber erkannte die Welt der anatomischen Biologie (erneut, wie sich im Weiteren zeigen wird), dass die Klitoris erstens nicht klein ist und zweitens über einen ganz ähnlichen Aufbau verfügt wie der Penis. Diese Erkenntnis zog eine Umbenennung der die Klitoriseichel umgebenden Strukturen nach sich. Sowohl die Klitoris als auch der Penis bestehen aus spongiösem – schwammartigem – Gewebe, das im Erregungszustand anschwillt, indem es sich mit Blut füllt. Wir wissen nun auch, dass sich die Klitoris in den Raum zwischen Harnröhre und Vagina ins umgebende Gewebe hinein ausdehnt. Die Anatomie verhält sich also genau so, wie Kinder es sich vorstellen: Die Klitoris ist ein *im Köperinnern verstecktes* Penisäquivalent. Jene im Innern des Scheideneingangs gelegenen Gewebe hat es natürlich schon immer gegeben, doch waren sie vor ihrer Umbenennung als Vestibular- oder Vorhofschwellkörper bekannt und wurden als Teil der Vagina betrachtet. Deshalb besaßen sie jahrhundertelang eine nur geringe bzw. gar keine Bedeutung. O'Connell bezeichnet sie nun als Schwellkörper der Klitoris oder klitorale Schwellkörper.

Diese anatomischen Informationen aus einer anderen Disziplin weckten mein Interesse, zumal ich in den beschriebenen Veränderungen eine Parallele zu der Art und Weise erkannte, wie sich die psychoanalytische Theorie der weiblichen Sexualität im Zuge leidenschaftlicher, hitziger Debatten innerhalb des Feldes und mit Nicht-Analytikern, nämlich den Feministinnen, im Laufe des vergangenen Jahrhunderts entwickelt hat. Hier scheint mittlerweile wieder Ruhe eingekehrt zu sein (siehe 9. Kapitel), doch in der urologischen Fachpresse hat sich einiges getan. Helen O'Connell hat weitere Artikel veröffentlicht (O'Connell 2005a, 2005b, 2008; Rees, O'Connell et al. 2000). Als ich sie 2011 besuchte, hat sie mir Exemplare dieser Beiträge geschenkt. In den ersten beiden Arbeiten bestätigt sie ihre ursprünglichen Sektionsbefunde mithilfe der modernen MRT-Bildgebung und anderer Verfahren. 2000 erläuterte sie die »aktive Entfernung klitoraler Strukturen aus den wichtigsten anatomischen Leerbüchern« des 20. Jahrhunderts. Solche Ausstreichungen zeigen, »in welch hohem Maße die Anatomie in einem gesellschaftlichen Bezugsrahmen existiert« (Rees & O'Connell 2000, S. 402). Im dritten Beitrag (und ich weise ausdrücklich darauf hin, dass auch dieser im *Journal of Urology* erschien) arbeitet sie diesen Aspekt weiter aus und erläutert zum Beispiel die Geschichte der Kontroverse über die Klitoris, die bis ins 17. Jahrhundert zurückreicht. Sie vertritt die Ansicht, dass die Unterdrückung des Wissens um die Klitoris auch damit zusammenhängt, dass die aus medizinischen oder kulturellen Gründen vorgenommene Klitoridektomie (Entfernung der Klitoriseichel) erst relativ spät ins Bewusstsein der Öffentlichkeit gelangte. O'Connell schreibt: »Vermutlich aus kulturellen Gründen ging das Wissen um die Klitoris über den Zeitraum eines ganzen Jahrhunderts verloren oder wurde unterdrückt« (O'Connell et al. 2005b, S. 1193). In dem 2008 erschienenen Artikel trägt sie den Kontroversen, die auf ihrem Gebiet ausgetragen wurden, Rechnung und formuliert eine revidierte anatomische Interpretation der Strukturen. Demnach wirken mehrere Teile des Urogenitalsystems zusammen, um einen Orgasmus zu ermöglichen. Dazu zählen auch die ehemals als Vestibularschwellkörper bezeichneten und von O'Connell bereits umbenannten Schwellkörper der Klitoris, die Klitorisschenkel oder Crura clitoridis sowie der Klitorisschaft, das Corpus clitoridis. Sie sind innerlich gelegen und nicht mit der teilweise äußeren Eichel, die traditionell als Klitoris bezeichnet wird, identisch. O'Connells Beitrag von 2008 konzentriert sich auf das distale (untere) Drittel der Vagina:

> »Die distale Vagina ist eine Struktur, die so eng mit der Klitoris zusammenhängt, dass man darüber diskutieren kann, ob es sich überhaupt um getrennte Strukturen handelt. Die gleiche Beziehung besteht zur weiblichen Harnröhre.
> Distale Vagina, Klitoris und Urethra bilden eine integrierte Einheit […]. Diese Teile haben eine gemeinsame Gefäß- und Nervenversorgung und reagieren bei sexueller Stimulation als Einheit, wenn auch nicht in gleicher Weise.« (O'Connell et al. 2008, S. 1183)

Wenn man sich die Geschichte der psychoanalytischen Theorie über die weibliche Sexualität vor Augen führt und sich die Debatte über klitoralen bzw. vaginalen Orgasmus ins Gedächtnis ruft, ist dies fürwahr aufschlussreich. »Gelöst« wurde das Problem schließlich, indem man sich von der Sexualität ab- und der Mutterschaft zuwandte! O'Connells Artikel von 2008 schließt mit den Worten:

> »Wir empfehlen folgende Benennung dieses Gewebeclusters oder dieser einheitlichen Entität: *der klitorale Komplex* oder *Klitoriskomplex*. Der klitorale Komplex besteht aus der distalen Vagina, der Urethra und der Klitoris und ist, analog zum Penis des Mannes, der Sitz der weiblichen sexuellen Aktivität.« (O'Connell et al. 2008, S. 1189)

Dies alles ist faszinierend, doch auch als ich länger darüber nachdachte, änderte es nichts an meiner Befürchtung, dass letzten Endes alles auf das altbekannte »Männer und Frauen sind gleich« hinauslaufen würde. Dann stieß ich auf die Arbeit einer anderen Biologin, einer Italienerin, die ihre Beiträge ebenfalls kurz vor der Millenniumswende veröffentlichte und weiterreichende Überlegungen anstieß.

Amelia Toesca und ihre Mitarbeiterinnen (Toesca et al. 1996) ergänzen die Funde, die van Turnhout in Schweden und O'Connell in Australien publizierten, durch Erkenntnisse aus einer anderen Fachrichtung. Sie veröffentlichten im *Journal of Anatomy* einen Bericht über ihre Untersuchung der Hämodynamik, des Blutflusses, bei sexueller Aktivität und gelangten zu folgendem hilfreichen Resümee:

> »Wenn wir die vier hämodynamischen Vorgänge berücksichtigen, die sich während des penilen Erektionszyklus abspielen, nämlich Schlaffheit, Schwellung, Steife, Abschwellung (Tudoriu & Bourmer 1983; Wespes & Schulman 1986; Aboseif & Lue 1988), und bedenken, dass die Steifheit […] auf die Kompression des Venengeflechts zurückzuführen ist, dann legt das Nichtvorhandensein eines

> Venengeflechts in der Klitoris die Annahme nahe, dass dieses Organ bei sexueller Erregung zwar anschwillt, aber nicht steif wird. Dieser Aspekt bedarf jedoch weiterer Untersuchungen, um zu klären, ob die Klitoris einen Erektionszyklus aufweist, der dem des Penis ähnelt.« (Toesca et al. 1996, S. 20)

Die Ähnlichkeit zwischen den männlichen und weiblichen physiologischen und anatomischen Strukturen ist somit weit größer als vermutet. Die weiblichen Komponenten sind jedoch der Funktion, die sie erfüllen müssen, angepasst. Die zugleich romantische und anatomische Vorstellung, dass die Frau den Mann »empfängt«, kann nun in einer Interpretationskultur, die für die Ebenbürtigkeit der Geschlechter eintritt, umformuliert werden. Dana Birksted-Breens Konzept der unbewussten Repräsentation des »Penis-als-Verbindung« (Birksted-Breen 1996) wird durch die Entdeckungen zwar bestätigt, doch trägt der Name ihres Konzepts der Entwicklung, die sich in der Wissenschaft und in der Gesellschaft in Richtung einer größeren Ebenbürtigkeit der Geschlechter vollzieht, nicht wirklich Rechnung, weil er nach meiner Ansicht »allzu männlich« ist.

Die Untersuchungen von Masters und Johnson (1996) lassen vermuten, dass die Klitoris nicht nur bei der Empfängnis, sondern auch bei der Geburt eine strukturelle Funktion erfüllt. Die beiden Autoren hatten anhand von Fotos nachgewiesen, dass sich das Klitorisgewebe in das schwammartige Gewebe fortsetzt, das die Vagina auskleidet. Damit waren sie der anatomischen Neubenennung um dreißig Jahre voraus, interpretierten ihre Beobachtungen aber nicht als einen Durchbruch, weil sie sich als Physiologen weniger für die Struktur als für die Funktion interessierten. Sie mussten es vermeiden, weiblich und männlich gleichzusetzen und damit in die feministische Falle zu tappen. Deshalb drückten sie sich sehr zurückhaltend aus und erklärten, dass Klitoris und Penis zwar anatomisch homolog, aber keine exakten Entsprechungen seien. Sie richteten das Augenmerk auf die Bedeutung der weiblichen Sexualreaktion, die sie als solche, unabhängig von der männlichen, verstehen wollten. Die Erregung erfolgt sowohl innerlich als auch äußerlich unter Beteiligung des gesamten Perineums. In einem späteren Stadium, der Plateauphase des Orgasmus, zieht die Klitoris sich ein und bildet die orgasmische Plattform, die den ejakulierenden Penis unterstützt.

Obwohl Masters und Johnson kein Blatt vor den Mund nahmen, bin ich der Meinung, dass sie auch unter dem unbewussten Einfluss alter, mit dem Geschlechtsunterschied und der Sexualfunktion zusammenhängender Ängste die verborgenen Teile der Klitoris, die die aufnehmende Plattform bilden, nicht konzeptualisieren konnten, obwohl sie ausdrücklich darauf hinweisen, dass die Klitoris »sich einzieht«. Damals war man der Ansicht, dass die Plattform aus der Klitoris *und* weiteren Teilen der weiblichen Genitalien wie z. B. den Vorhofschwellkörpern bestehe. Tatsächlich hat diese anatomische Diskussion schon vor über 20 Jahren Eingang in die psychoanalytische Literatur gefunden, nämlich durch einen Beitrag von Anna Burton (1996), der unter dem Titel »The meaning of perineal activity to women: the inner sphinx« im *Journal of the American Psychoanalytic Association* erschien. Anhand von klinischem Material untersuchte die Autorin die unbewusste Phantasie eines inneren, mächtigen erotischen »Organs«. Sie erkannte zwar die Größe und die einzelnen Teile der Klitoris an, bezeichnete die Schwellkörper aber weiterhin als »vestibular« (zum Scheidenvorhof gehörig), so als hätten sie mit der Klitoris selbst nichts zu tun (Burton 1996, S. 243). Sie berief sich auf das von Brash herausgegebene, ursprünglich 1953 erschienene und 1981 wiederaufgelegte Lehrbuch *Cunningsham's Textbook of Anatomy* – das gleiche, das wir seinerzeit als Medizinstudenten im »Long Room« der Anatomie benutzten!

O'Connell veröffentlichte ihre Forschungsergebnisse, die die Strukturen zu einer einzigen Entität, der Klitoris, vereinigten, 30 Jahre nach Erscheinen der Arbeit von Masters und Johnson und zur selben Zeit, in der auf der anderen Seite der Erde und in einer anderen Disziplin Burtons Artikel publiziert wurde.

Auf die Arbeit von Masters und Johnson[3] nahmen in der psychoanalytischen Literatur zwei Beiträge Bezug, nämlich ein Artikel von Mary Jane Sherfey (1966) und ein weiterer von William H. Gillespie (1969). Gillespie referierte die Ergebnisse der beiden Forscher, befasste sich aber später, 1975, dennoch weiterhin mit der Schwierigkeit von Frauen, Lust zu empfinden, also mit dem schon von Freud[4] angesprochenen Frigiditätsthema. Er knüpfte auch an die

3 Enttäuschend, aber im Einklang mit dem Thema dieses Buches ist meine Beobachtung, dass das Buch von Masters und Johnson in den offen zugänglichen Regalen zweier Londoner Bibliotheken, die ich besucht habe, mittlerweile nicht mehr zu finden ist. Eine der Bibliotheken bewahrt es im Lager auf, die andere hat es wegen Platzmangels aus ihrem Bestand genommen.

4 Appignanesi und Forrester (1994 [1992]) berichten, dass Prinzessin Marie Bonaparte sich wiederholt operieren ließ, um den Abstand zwischen ihrer Klitoris und der Vagina verkleinern zu lassen. Vielleicht waren solche in historischer Hinsicht bedeutsamen chirurgischen Eingriffe ein Vorläufer der heutigen »routinemäßigen Hysterektomie«, der Entfernung des Uterus. Paradoxerweise hat sich Marie Bonaparte trotz solcher konkretistischer Manipulationen in jener Zeit um die Förderung und Akzeptanz der Psychoanalyse in ganz Frankreich verdient gemacht.

Kontroverse über klitoralen versus vaginalen Orgasmus wieder an und rekurrierte auf anthropologische Beobachtungen an niedrigen Arten. So zitierte er einen Fernsehfilm von David Attenborough, in dem gezeigt wird, wie männliche und weibliche Fische ihre Eier bzw. ihr Sperma im selben Bereich eines Gewässers ausscheiden und dabei krampfartige Bewegungen vollführen, die man als orgiastisch bezeichnen *könnte*. Aus der Kloake (der primitiven Ausscheidungskaverne der Vögel, Reptilien und Fische) haben sich bei den Säugetieren einschließlich des Menschen-Weibchens Vagina und Uterus entwickelt; beide sind anatomisch von den Ausscheidungskanälen getrennt und sondern lediglich Menstruationsblut ab. Unter Berufung auf Kemper (1965) vertritt Gillespie die These, dass sich das männliche Tier seine Form des Sexuallebens während seiner Weiterentwicklung zum Landtier phylogenetisch bewahrt habe. Vom weiblichen aber verlangte der Evolutionsprozess, aus der Kloake eine Vagina und einen Uterus zu entwickeln. Damit seine Eier im Körperinnern befruchtet werden konnten, musste es auf die Ausstoßungslust verzichten, die seine »Fisch-Vorfahren« mit dem männlichen Partner geteilt hatten. Gillespie hält es für möglich, »daß das Menschen-Weibchen zumindest in unseren Tagen mit Hilfe genau der gleichen Muskeln, die bei der Ejakulation des Mannes eine Rolle spielen, von neuem den Orgasmus gelernt hat« (Gillespie 1975, S. 800). Er fährt fort:

> »Man kann vermuten, daß die Unzufriedenheit der Frau mit ihrer Rolle tiefer wurzelt als bloß im Neid darauf, daß der Mann imponierende – wenn auch nicht eigentlich schöne – äußere Genitalien besitzt. [...] im Grunde fordern [die extremen Feministinnen], von der ungerechten Bürde der Fortpflanzung befreit zu werden, die die Evolution den Weibchen der lebendgebärenden Tiere auferlegt hat.« (Ebd., S. 800)

Schon Melanie Klein hatte »eine mehr oder minder stark ausgeprägte Frigidität«, die sie bei einigen ihrer Patientinnen beobachtete, »auf eine durch die Flucht vor dem primären Objekt bedingte unsichere Haltung gegenüber dem Penis« zurückgeführt und erklärt: »Die Fähigkeit zu umfassender oraler Befriedigung, die in einer zufriedenstellenden Beziehung zur Mutter wurzelt, bildet die Grundlage der genitalen Orgasmusfähigkeit (Freud).« (Klein 2000 [1957]), S. 317f.)

Diese Überlegungen zeigen, wie schwierig es auf der soziokulturellen Ebene gewesen ist, eine sichere Reproduktionsform und einen Raum zu konzipieren, in dem ein Baby visualisiert werden kann, und gleichzeitig die Existenz eines Organs anzuerkennen, das der sexuellen Lust der Frau dient. In extremer Weise illustriert wird dies durch die weibliche Genitalverstümmelung, die den unbewussten Neid alter Frauen auf das sexuelle Lustempfinden der Jüngeren zum Ausdruck bringt. Auch der Einfluss der Kloake dauert fort. Sex wird noch heute oft als schmutzige Angelegenheit betrachtet – und er ist umso schmutziger, wenn er von Frauen praktiziert wird (vgl. Perelberg 2015). Junge Mädchen haben nach wie vor mit diesen Schwierigkeiten zu kämpfen und reagieren mit sexueller Anästhesie, Frigidität.

Mary Jane Sherfey (1966) hat eine Revision der Freud'schen Theorie des klitoralen bzw. vaginalen Orgasmus formuliert und zugleich Masters' und Johnsons Entdeckung der weiblichen Fähigkeit, multiple Orgasmen zu haben, unterstrichen. Sie schreibt: »Einzig die Kultur legte dem Verhalten der Frau Zügel an« (zitiert nach Birksted-Breen 1993, S. 12).

Auch Noel Montgrain hat sich in die Welt der Biologie hineingewagt und den schwierigen Weg nachvollzogen, den das Mädchen vom anatomischen Schicksal zur psychischen Repräsentation gehen muss. Er spricht von den unabänderlichen Konsequenzen, die Freud der Größendiskrepanz zwischen dem Penis und der Klitoris zuschreibt und von dem Geheimnis, das um letztere gemacht wird, beschreibt aber auch »starke Erregung und sexuelle Empfindungen, für die das Mädchen keine psychische Repräsentation hat«, weil es ihnen »an klaren Konturen mangelt« (Montgrain 1983, S. 170). Die von Freud beschriebenen unvermeidlichen psychischen Folgen des anatomischen Geschlechtsunterschieds hängen, so Montgrain, damit zusammen, dass die Entwicklung der weiblichen Sexualität laut Freud schon in relativ jungen Jahren abgeschlossen ist. So vertrat Freud (1933a) die Ansicht:

> »Ein Mann um die Dreißig erscheint als ein jugendliches, eher unfertiges Individuum, von dem wir erwarten, daß es die Möglichkeiten der Entwicklung, die ihm die Analyse eröffnet, kräftig ausnützen wird. Eine Frau um die gleiche Lebenszeit aber erschreckt uns häufig durch ihre psychische Starrheit und Unveränderlichkeit.« (S. 144)

Montgrain (1983) erläutert, dass »die interessanten Entdeckungen von Masters und Johnson mit all den überkommenen Vorurteilen nicht gänzlich aufgeräumt haben« (S. 169). So ist die Häufigkeit der auf soziale und moralische Kontrolle und Unterdrückung zurückzuführenden weiblichen Frigidität seiner Ansicht nach ein Grund, weshalb die Intensität und Vitalität der weiblichen Sexualität oft unterschätzt wird.

Über die biologische Arbeit, die Mitte des 20. Jahrhunderts und später von einer neuen Forschergeneration um die Jahrtausendwende geleistet wurde, darf auch die psychoanalytische Theorie nicht hinwegsehen. Deshalb habe ich einige analytische Autoren zitiert, die sich in diese Richtung orientiert haben. Ihre Überlegungen sind eine Chance, die bis heute ungelösten Konflikte und Vorurteile der psychoanalytischen Theorie über die weibliche Sexualität zu klären (siehe 3. Kapitel). Dabei geht es nicht allein um die Anatomie, sondern vor allem um den funktionellen Aspekt und seine Implikationen für das weibliche Lustempfinden, jene verbotenen Gefühle, die – wie im 1. Kapitel erläutert – im Laufe der Geschichte der Kontrolle der Männer unterworfen waren. Hier öffnet sich ein evolutionärer Pfad für Mutterschaft und weibliche Identifizierung. Diese kontroversen biologischen Entdeckungen bestätigen, dass man infolge der fehlerhaften Benennung anatomischer Teilstrukturen übersehen hat, dass in Wirklichkeit auch die Muskulatur, welche die Vagina umgibt, zur Struktur der Klitoris zählt, so dass klitoraler und vaginaler Orgasmus Aspekte derselben Myriade weiblichen Erlebens sind, die Lacan mit seinem Konzept der »jouissance« aus dem rein Körperlichen freigesetzt hat.

Vagina und Klitoris können nicht länger, wie in der Vergangenheit geschehen, als getrennte, in unnützer Distanz voneinander befindliche Strukturen mit unterschiedlichen Funktionen betrachtet werden. Diese fast geringschätzige Überzeugung bezog sich auch auf das Liebesleben der Frau, das »zum Teil infolge der Kulturverkümmerung, zum anderen Teil durch die konventionelle Verschwiegenheit und Unaufrichtigkeit der Frauen in ein noch undurchdringliches Dunkel gehüllt ist« (Freud 1905d, S. 50). Das untere Drittel der Vagina ist gleichfalls Teil der Klitoris, die keineswegs ausschließlich dem Lustempfinden dient. Den anatomischen Erkenntnissen zufolge unterstützt sie vielmehr die Strukturen, die bei der Empfängnis und bei der Geburt aktiviert werden müssen. Eine Frau zu sein bedeutet, eine integrierte, substantielle und genuine Entität zu sein.

Historischer Hinweis

Ich fand es notwendig und spannend, viele Jahre nach Abschluss meines Medizinstudiums und der chirurgischen Ausbildung erneut in einem Lehrbuch wie *Gray's Anatomy* zu blättern, um mir einen persönlichen Eindruck davon zu verschaffen, womit sich heutige Urologen und Gynäkologen beschäftigen. *Gray's Anatomy* wird seit der Erstausgabe, die 1858 erschien, etwa alle fünf bis zehn Jahre neu aufgelegt. 2015 wurde die 41. Auflage gedruckt. Die Wellcome Museum Library, eine historische Sammlung, hält eine Zufallskollektion der Auflagen aus dem 20. Jahrhundert vor. Sie zeigen, dass van Turnhout (1995) seine Aussage: »Die zweigeteilte Vulva und ihr nicht zweigeteiltes männliches Gegenstück sind homologe Strukturen«, auf den Eintrag über die Anatomie der Klitoris stützt, der sich durch die Jahrzehnte hindurch in den verschiedenen Auflagen von *Gray's Anatomy* findet: »Die Klitoris ist eine dem Penis homologe erektile Struktur«. Sodann werden zwei Corpora cavernosa (Schwellkörper) beschrieben, die den Körper der Klitoris bilden. In einem Reprint der 15. Auflage von 1901 aber steht anstelle von »homolog« noch das Wort »analog«: »Die Klitoris ist eine erektile, den Corpora cavernosa des Penis analoge Struktur« (Gray 1901, S. 1009). Man könnte über die Gründe für die Änderung spekulieren; nachdem sie vorgenommen worden war, verschwanden laut O'Connell die detaillierteren Zeichnungen aus dem Lehrbuch. Inwiefern ist die Bedeutung der beiden Wörter unterschiedlich? Jedenfalls dauerte es fast 100 Jahre, bis man sich mit dieser Änderung auseinandersetzte. Der ursprüngliche Begriff tauchte wieder auf, nicht aber die Zeichnungen.

Während des gesamten 20. Jahrhunderts bildeten Zeichnungen lediglich die partiell äußerliche Glans clitoridis, die Klitoriseichel, ab. In der Auflage von 1901 hingegen bemühte man sich, die inneren Teile der Klitoris als einen aus dem unteren Drittel der Vagina herauspräparierten Gewebestreifen darzustellen – ein Versuch, die unsichtbaren Teile der Klitoris zu veranschaulichen (Gray 1901, S. 1008-1013). O'Connell erläutert, dass dieses Detail in späteren Auflagen nicht wieder auftauchte. Das entsprechende Kapitel steht unter der Überschrift: »Fortpflanzungsorgane«. Aufgelistet sind die Organe der Frau, d. h. Uterus, Eierstöcke, Brustdrüsen. Die vestibularen Schwellkörper, die O'Connell umbenannt hat in »klitorale Schwellkörper«, sind zwar aufgeführt, aber nicht als Teil der Klitoris. In allen nachfolgenden Auflagen zeigt die Abbildung die Glans clitoridis lediglich in einer direkten, recht drastisch wirkenden Darstellung der äußeren, einen klaffenden Scheideneingang umgebenden weiblichen Geschlechtsteile. Stellen Sie sich Edvard Munchs Gemälde *Der Schrei* vor, und lassen Sie Ihren Assoziationen freien Lauf.

Abgesehen von diesen Bearbeitungen, die die Herausgeber des Lehrbuchs vor über einem Jahrhundert vorgenommen haben, hat sich weder im Text über die Klitoris noch in den entsprechenden Abbildungen Wesentliches geändert, auch wenn die neueren Ausgaben insgesamt moderner und farbiger gestaltet sind. Die Klitoris wird als kleinere Variante des Penis bezeichnet. Der Unterschied zwischen beiden besteht darin, dass Klitoris und Harnröhre voneinander getrennt sind.

Ich habe versucht, das Thema Größe in diesem Buch nicht allzu stark zu betonen, weil es die Entwicklung der psychoanalytischen Theorie seit ihren Anfängen beeinträchtigt hat. Dennoch glaube ich, dass die Fähigkeit des Muttermundes und der Vagina, sich unter der Geburt zu dehnen, für unsere Entwicklung von Belang ist. Diese anatomische Evolution bildet die Grundlage dafür, dass sich die Betonung, die in Freuds ursprünglicher Theorie der weiblichen Sexualität noch auf dem Penisneid und der Kastrationsangst lag, in der nachfolgenden, von Jones formulierten Theorie auf die Gebärfähigkeit verschoben hat. In dieser Diskussion ging die Struktur der im Körperinnern liegenden Teile der Klitoris, zu denen bisweilen auch die Vestibularschwellkörper gezählt wurden, unter. In Wahrheit ähneln sich männliche und weibliche Anatomie trotz der unübersehbaren Unterschiede stärker, als gemeinhin angenommen. Dass man die Größendiskrepanz übertrieben hat, war wenig hilfreich und diente vermutlich der Angstbewältigung. Nicht nur in der Welt der Psychoanalyse beeinflussen Kontroversen die theoretische Entwicklung. Dass die Auseinandersetzungen auch nach einem ganzen Jahrhundert noch nicht beigelegt wurden, scheint mit der Komplexität des Geschlechtsunterschieds an sich zusammenzuhängen, die in Freuds späterer Theorie der weiblichen Sexualität, seiner Theorie der Ablehnung der Weiblichkeit, unmittelbar Ausdruck findet.

3. *Kapitel*
Die psychoanalytische Theorie der weiblichen Sexualität – ihre historische Entwicklung (1897–2000)[5]

Die psychoanalytische Literatur zur weiblichen Sexualität ist so umfangreich, dass die folgende Übersicht notgedrungen subjektiv bleiben muss. Ich möchte zeigen, dass diese leidenschaftlich geführte Debatte einem zirkulären und konzentrischen, sich wiederholenden Muster folgt, das quasi die Struktur der weiblichen Anatomie widerspiegelt. Die amerikanische und die französische Theorie haben sehr unterschiedliche Richtungen eingeschlagen, die Dana Birksted-Breen in einer von Budd und Rusbridger (2005) veröffentlichen neuen Einführung in die Psychoanalyse prägnant zusammenfasst. Sie verweist speziell auf einen wichtigen, von Janine Chasseguet-Smirgel (1964) in Frankreich herausgegebenen Band, der Beiträge im Gefolge Kleins sowie Lacans versammelt. Lacan betonte u. a. Freuds Wunsch, die Biologie beiseite zu lassen, und entwickelte die Theorie des Phallus.

Zu meinem Ausgangspunkt wähle ich ein amerikanisches Buch, das die einschlägige Literatur des 20. Jahrhunderts bis 1991 aufführt (Schuker & Levinson 1991; siehe insbesondere das 18. Kapitel, »Sexuality«). Tabelle 3.1 zeigt diese historische Entwicklung und die theoretischen Zusammenhänge, ergänzt um relevante Veröffentlichungen aus den Jahren 1991 bis 2000, in einer schematischen Übersicht.

5 Für die Jahre seit 2000 siehe 9. Kapitel.

Datum	AutorIn	Titel oder Konzept	Gegenstand oder historischer Zusammenhang
1905	**Freud**	*Drei Abhandlungen zur Sexualtheorie*	Theoretische und klinische Grundlage späterer Theorien der weiblichen Sexualität und Charakterentwicklung
1914		*Zur Einführung des Narzißmus*	Penisneid Kastrationskomplex, angewendet auf:
1925		*Einige psychische Folgen des anatomischen Geschlechtsunterschieds*	Weibliche Sexualität
1931		*Über die weibliche Sexualität*	
1933		*Die Weiblichkeit*	
1920	**Abraham**	Wunscherfüllung und rachsüchtiger Penisneid	1943 **Hayward**
1924	**Horney**	Weiblicher Kastrationskomplex, primärer und sekundärer	
1927		Penisneid vs. weibliche Genitalangst	1996 **Dorsey** »Konzept der weiblichen Genitalangst […] in einer Literaturflut untergegangen«
1932	**Klein**	Dominante weibliche Triebdisposition. Penisneid sekundär gegenüber oralem Neid auf Brust sowie Körper der Mutter und dessen Inhalte	
1933	**Jones**	(angeborene primäre Weiblichkeit) »ihr erstes Entwicklungsstadium ist im Grunde weiblich«	1968 **Stoller** prägt den Begriff der Genderidentität 1997 **Elise** falsch, wenn als einheitliches Konzept verwendet; **Kulish** Rezension (2000)
1937	**Jacobson**	Über-Ich-Bildung und weiblicher Kastrationskomplex Höheres Selbstwertgefühl und größere Autonomie der Frau Angst vor vaginaler Verletzung statt Angst vor Verlust des Liebesobjekts	

1943	**Hayward**	Zwei Typen weiblicher Kastrationsreaktion vergeltend (prä-ödipal) wunscherfüllend (ödipal) »Frauen, die ihr Leben im Zeichen des Penisneides leben«	1920 **Abraham**
1964	**Grunberger**	Komplexe Verflechtung oraler, analer und vaginaler Schemata Klitoris als Organ zum reinen Lustempfinden	
1966	**Masters und Johnson**	Orgasmus durch direkte oder indirekte Stimulation der Klitoris BIOLOGISCH/PHYSIO-LOGISCH	1933 **Freud** Überprüfung der These, dass Frauen im Entwicklungsverlauf einen Wechsel vom klitoralen zum vaginalen Orgasmus vollziehen müssen
1968	**Kestenberg**	Innere und äußere Genitalität	
1968	**Stoller**	Primäre Weiblichkeit	
1969	**Gillespie**	Konzepte des vaginalen Orgasmus	1933 **Freud** 1966 **Masters und Johnson**
1970	**Montrelay**	Phallozentrismus und Konzentrizität	
1972	**Stoller**	Starker Einfluss psychischer Kräfte im Gegensatz zu biologischen Zuständen	
1973	**Lacan**	La jouissance	»phallisch« re »Nichts« /Raum
1974	**Abrams und Shengold**	Die Bedeutung des Nichts	1993 **Kalinich**
1975	**Gillespie**	Evolutionsschema	
1976	**Chasseguet-Smirgel**	Der »dunkle Kontinent«	1926 **Freud**
1977	**Eissler**	Anmerkungen zum Penisneid und Orgasmus von Frauen	
		INTERDISZIPLINÄR	
1980	**Chiland**	Verhältnis der klinischen Praxis zur Theorie	Freuds Hemmung, sich mit einer Frau zu identifizieren Theorie als Faktor, der das klinische Material verdunkelt statt klärt

1982	**Kestenberg**	Frühe mütterliche oder innere genitale Phase	
1984	**De Goldstein**	Klitoris ohne Abschwellung	
1991	**Kulish**	*Mental representation of the clitoris: the fear of female sexuality*	
1991	**Schuker und Levinson**	*Female Psychology: An Annotated Bibliography.* Chap. 18: Sexuality.	Lässt Lacan (1972) unberücksichtigt Beiläufige Erwähnung Lacans in anderen Kapiteln
1992	**Richards**	Sphinkterkontrolle und genitale Empfindungen	
1993	**Kulish**	Gefühl der Abwesenheit	
1995	**van Turnhout**	Restrukturierung der Klitoris BIOLOGISCH	
1996	**Birksted-Breen**	*Unconscious representation of femininity* Penis-als-Verbindung	
1996	**Burton**	The meaning of perineal activity	Unbewusste Phantasie über ein inneres, erotisches, kräftiges »Organ«
1996	**Dorsey**	Weibliche Genitalangst	1926 **Horney**
1996	**Richards**	Primäre Weiblichkeit und weibliche Genitalangst	Verbindung zur urethralen Muskulatur
1997	**Melnick**	Metapher in Entwicklungsstadien	
1997	**Elise**	Primäres Weiblichkeitsgefühl	
1998	**Gilmore**	Angst vor der Kloake	
1998	**O'Connell**	Restrukturierung der Klitoris BIOLOGISCH	
2000	**Kulish**	Primäre Weiblichkeit REZENSION	1997 **Elise** Primäres Weiblichkeitsgefühl
2001	**Balsam**	Maternalität	

Tabelle 3.1: Die historische Entwicklung der psychoanalytischen Theorie der weiblichen Sexualität. Quelle: Schuker und Levinson (1991), *Female Psychology: An Annotated Bibliography.* Chap. 18: Sexuality.

Die Tabelle demonstriert das von mir beschriebene Muster. Die vierte Spalte führt einige der zirkulären Entwicklungen auf, in denen theoretische Begriffe verloren gingen und später wiederentdeckt wurden. In jeder Phase wurden neue Theorien formuliert, an denen sich leidenschaftliche Diskussionen entzündeten, bevor sie wieder verschwanden, nur um Jahrzehnte später abermals aufzutauchen. In diesem Muster spiegelt sich auch die Entwicklung des Wissens um das Weibliche in anderen Disziplinen wider, das von gesellschaftlichen und kulturellen Normen vorgegeben und anschließend unterdrückt wurde. Auf diese parallele Weise verschwanden die Zeichnungen der weiblichen Geschlechtsorgane im Mittelalter und später erneut zu Beginn des 20. Jahrhunderts aus den anatomischen Lehrbüchern, z. B. aus *Gray's Anatomy* (siehe 1. und 2. Kapitel).

Die Tabelle zeigt die klassischen Auffassungen von Freud, Klein und Jones und nennt die Namen der Frauen, die Freud als erste infrage stellten, z. B. Karen Horney und Helene Deutsch. (Dinora Pines setzte diese Denkrichtung in der nächsten Generation fort.) Freud konzeptualisierte die männliche sexuelle Entwicklung und erklärte, inwiefern die weibliche anders verläuft. So entstand das irrige Konzept einer von Natur aus »pathologischen« weiblichen Sexualität. (Auch dies ein Grund, weshalb einschlägige Veröffentlichungen oft dermaßen starke Reaktionen auslösen.) An den Unterschieden zwischen den frühen Theorien entzündete sich die Freud-Jones-Debatte: Freud betrachtete die Klitoris als führende erogene Zone des Mädchens und war überzeugt, dass sie als solche in der Pubertät von der Vagina abgelöst werden müsse, damit die Frau ihre Weiblichkeit voll entfalten könne. Jones hingegen stützte sich in höherem Maß auf die kleinianische Annahme eines frühen Wissens des Mädchens um seine Vagina und den Mutterleib sowie auf die vorrangige Bedeutung der Mutterschaft, versuchte aber auch, die Diskrepanz unter einem emotionalen Blickwinkel zu überbrücken.

Tatsächlich wurde das »Missverhältnis zwischen Penis und Vagina« (persönl. Mitteilung von Jane Milton) von Klein ganz erheblich korrigiert. Sie knüpfte an Abrahams Vermutung an, dass kleine Mädchen schon früh um die Existenz ihrer Vagina wissen, benutzte aber in ihren zahlreichen Schriften zumeist nicht die Worte »Vagina« und »Klitoris«, sondern sprach – auf Kosten der anatomischen Präzision – vom »weiblichen Genitale«. Jones' Überlegungen zur Sexualität der Frau beruhten sehr weitgehend auf Kleins Konzepten. Beide lenkten das Augenmerk zunehmend auf das Körperinnere und die innere Welt.

Auf diese frühe klassische Arbeit folgte ein bunter Reigen modernerer Theorien, die ebenfalls Anlass zu erbitterten Diskussionen gaben: Lacans (1972) Konzept des Genießens, »la jouissance«; die »Konzentrizität« (Grunberger 1964; Montrelay 1970); das Verlangen zu penetrieren contra das Verlangen, penetriert zu werden, eine Metaphorisierung des körperlichen Erlebens (Cosnier 1987; Gibeault 1988); der Peniswunsch als Gegensatz zum Penisneid (Gillespie 1975); die primäre Weiblichkeit (Kulish 1991; Stoller 1968); die Angst vor der Kloake (Gilmore 1998) und viele weitere Konzepte, die der Gefahr des Reduktionismus oder der Vagheit allesamt nicht gänzlich entgingen (mehr dazu im 4. Kapitel). Weitere Beispiele für das vertraute Muster tauchten, gefärbt von den internationalen Unterschieden, in der britischen Literatur auf, die an die ursprünglichen, klassischen Theorien anknüpft, aber auch in den eher philosophisch orientierten französischen Denkschulen. Die moderne amerikanische Literatur wiederum hat die Diskussion über Mutterschaft und weibliche Identifizierung durch eine Fülle an Beiträgen bereichert.

Veranschaulicht wird dieses Muster durch einen Artikel, in dem Margaret Arden (1987) Sylvia Paynes Beitrag »A concept of femininity« von 1935 einer Neulektüre unterzieht. Arden rekurriert auf Marjorie Brierleys Definition der Weiblichkeit als »Integration« und auf die integrative Eigenschaft weiblichen Denkens. Freilich können nicht nur Frauen, sondern auch Männer weiblich denken (siehe 5. Kapitel), doch m. E. ist dieses Denken in der Struktur der – im 2. Kapitel dargelegten – weiblichen Anatomie verkörperlicht. Es scheint die psychische Repräsentation der konzentrischen inneren Strukturen des weiblichen Körpers und die Funktion der Mutterschaft zu antizipieren und in sich aufzunehmen. Diese Sichtweisen wurden zur Zeit der Auseinandersetzung zwischen Jones und Freud von mehreren Autorinnen formuliert, die den Disput unter den damaligen Bedingungen als Frauen nicht hätten austragen können. Jones propagierte ihre Position, aber angesichts der Reichweite dieser Überlegungen könnte man auch denken, dass sie einer deutlich späteren Epoche entstammten. Die Dynamik, das Weibliche zu verbergen und geheim zu halten, kennzeichnete auch das Schicksal der einschlägigen Literatur.

Nancy Kulish bringt ebendies direkt zur Sprache und erläutert, dass das Konzept der »primären Weiblichkeit« Anlass zu theoretischen Drehungen und Wendungen gegeben habe (Kulish 2000, S. 1363). Es illustriert ebenfalls einige der typischen Merkmale der theoretischen Literatur und der Diskussion, die auch mein eigener Schreibstil widerspiegelt. Kulish stimmt mit Dianne Elise darin überein, dass das Konzept der primären Weiblichkeit für das Verständnis der Psychologie der Frau bedeutsame Fortschritte brachte, gleichzeitig aber Widersprüche und problematische Vorannahmen enthielt. Elise zufolge vermittelt der Begriff »primäre Weiblichkeit« die irrige Idee, dass Weiblichkeit an sich primär sei und auf eine prädeterminierte Weise aus dem weiblichen Körper hervorgehe. Sie gibt zu bedenken, dass man, was die weibliche Entwicklung anlange, sehr rasch »in den Treibsand reiner Mutmaßungen« (Elise 1997, S. 496) gerate, und schlägt alternativ die Formulierung »primäres Weiblichkeitsgefühl« vor. Der Terminus kann das Risiko falsch verstandener konzeptueller Verknüpfungen mindern und den Fokus in die richtige Richtung verschieben – nämlich hin zur Erforschung der mannigfaltigen Einflüsse, die es kleinen Mädchen ermöglichen, ein positives Weiblichkeitsgefühl zu entwickeln (ebd., S. 500).

Laut Kulish greift Elises Darstellung der Probleme allerdings zu kurz. Das Konzept einer »primären Weiblichkeit« wurde nicht nur zur Untersuchung der Geschlechtsidentität oder des »primären Gefühls der Weiblichkeit« herangezogen, sondern taucht in zahlreichen anderen Kontexten und Bezugsrahmen auf. Dies bringt weitere klinische und theoretische Schwierigkeiten mit sich. Der besseren Übersicht wegen ergänze ich die Tabelle 3.1. hier um eine weitere schematische Darstellung (Tabelle 3.2).

	Interdisziplinär:		
Geschlechtsidentität	Psychoanalytisch -------	Triebhaft	
Biolog. Merkmale	Biologisch	Defensiv	
Objektbeziehungen	Historisch	Objektbezogen	
Genitale Ängste	Soziologisch	Projektiv	
Bisexualität	Kulturell ------------------	Britisch ---------	Biologisch
Kulish (2000)	**Eissler (1997)**		Diachron
			(Entwicklungstheorie)
		Französisch -------	Philosophisch
			Allzu psychologisch
	Hinzufügen:	Amerikanisch -----	Synchron (psychische
	Genetisch		Strukturen)
	Anthropologisch		Allzu biologisch
	Evolutionär		**Birksted-Breen (1996)**
	feministisch		
Physiolog. Symptome			
Frühere Erfahrungen	Psychoanalyse		Ökonomie
Psychische Struktur	Psychologie		Theologie
Stärke der libidinösen	Philosophie		Psychiatrie
Besetzungen	Soziologie		Geschichte
Umfang des konflikt-	Naturwissenschaften		Literatur
freien Ich-Bereichs	**Symington (2002)**		
Art und Intensität der			
Ich-Interessen			
Ausmaß des gesunden			
Narzissmus			
Art des familiären und			
sozialen Umfeldes			
Objektbeziehungen			
– innere			
– aktuelle	Hinzufügen:		
Bemesderfer (1996)	Anatomie		
	Kunst		

Tabelle 3.2: *Einige Bezugsrahmen, die für die psychoanalytische Theorie der weiblichen Sexualität relevant sind.*

Ein weiteres Beispiel für die theoretischen Drehungen und Wendungen liefert Denise Dorsey mit dem Konzept der »weiblichen Genitalangst«, das ursprünglich 1926 von Karen Horney formuliert wurde und dann »in einer Literaturflut verloren ging« (Dorsey 1996, S. 286), bis Dorsey es 1996 wiederbelebte.

Im 2. Kapitel haben wir einen Eindruck von der biologischen Metaphorik gewonnen. Hier nun ein Beispiel für deren Übersetzung in psychoanalytische Theorie. In ihrem Aufsatz »The mental representation of the clitoris: the fear of female sexuality« illustriert Kulish (1991) anhand von klinischem Material, wie sich männliche und weibliche Psyche beim Orgasmus voneinander unterscheiden. Männer beschreiben typischerweise *Spasmen*, Frauen hingegen sprechen vom Dreh- oder Kreiselbewegungen. Dies ist von größter Bedeutung, wenn wir uns später das psychoanalytische Konzept der Konzentrizität ansehen. Zunächst aber zeigen die Tabellen, dass die Theorie mit einer ihr eigenen Konzentrizität durch das 20. Jahrhundert kreiselt. Ein dreidimensionales, spiralförmiges Schema könnte dies vermutlich besser veranschaulichen.

All diese Theorien und Bilder überlappen sich mit psychoanalytischen Kernkonzepten wie dem Unbewussten, dem Ödipuskomplex, der Kastrationsangst und der Bisexualität. Sie gelten als Theorien des psychischen Apparates, geben aber gleichermaßen Aufschluss über den Körper. Arden bezeichnete den von Payne und Brierley beschriebenen »integrativen Aspekt des weiblichen Denkens« als einen »Meilenstein in der Entwicklung des holistischen Denkens über Psychoanalyse« (Arden 1987, S. 239). Parsons' Beschreibung der Freud'schen Konzeptualisierung des Ödipuskomplexes in *The Dove that Returns, the Dove, that Vanishes* ist hier hilfreich, weil sie hervorhebt, dass Freud den ödipalen Komplex nie als eine strikte Theorie definiert hat. Stattdessen, so Parsons, durchzieht er Freuds Gesamtwerk wie etwas, das sich gerade dadurch, dass es beschrieben wird, verflüchtigt (vgl. Parsons 2000a, S. 105–114). Umso mehr gilt dies, wie schon Birksted-Breen (1993) betonte, für die Theorie der weiblichen Sexualität. Zustimmend zitiert sie Andrew Parker (1986):

> »Der Körper hört nie auf, die mutmaßliche Anatomie des Unbewussten zu bedrängen und sich auf dem Feld der Psychoanalyse auszubreiten. [...] Mithin ist Anatomie in ihrer psychoanalytischen Konzeptualisierung weder ganz und gar Schicksal noch Schicksallosigkeit: Man könnte sie vielmehr als ihr A-schicksal bezeichnen, als das, was die Psychoanalyse daran hindert, sich als Theorie vollständig zu emanzipieren und zu denken, dass sie dem Körper entkommt, wenn sie sich gegen ihn definiert.« (Zitiert nach Birksted-Breen 1993, S. 21)

Erneut klingt Freuds Warnung an:

> »Ich widerspreche Ihnen allen insoweit, als Sie nicht klarer unterscheiden zwischen dem Psychischen und dem Biologischen, sondern versuchen, eine saubere Parallele zwischen beidem herzustellen [...]. Wir müssen uns bemühen, die Psychoanalyse von der Biologie genauso zu trennen, wie wir sie von der Anatomie und der Physiologie getrennt haben.« (Freud, unveröff. Brief, 1935, zitiert nach Young-Bruehl 1990, S. 349)

Der Grat zwischen der vollständigen Abtrennung von diesen Realitäten und einer Konkretisierung ihres Einflusses, durch die das Psychoanalytische aus dem Blick gerät, ist fürwahr sehr schmal.

Ich bin überzeugt, dass die Konzeptualisierung der Art und Weise, wie die Anatomie auf einer körperlichen Ebene interpretiert wird, unverzichtbar ist, damit eine moderne psychoanalytische Theorie der weiblichen Sexualität, die so sehr erhofft und nicht weniger dringend benötigt wird, formuliert werden kann. Außergewöhnlich – und ein Beleg für die Macht des Unbewussten – ist aber die Tatsache, dass mehr als ein Jahrhundert lang bei sämtlichen Versuchen, die psychoanalytische Theorie der weiblichen Sexualität zu formulieren, die von Parker beschriebene Ausbreitung des Körpers auf dem Feld der Psychoanalyse dazu führte, dass die Theorie mittels des Unbewussten die moderne körperliche Interpretation antizipierte. Diese Interpretation postuliert eine Klitoris, zu der auch Strukturen gehören, dic man ihr in der Vergangenheit nicht zugeordnet hat (siehe 2. Kapitel), so dass sich das Verhältnis zwischen männlicher und weiblicher Anatomie als ausgewogener erweist. Es gibt den Penis, und es gibt die Vagina, umgeben von einer Klitoris, die dem Penis in ihrer Struktur und Sexualfunktion ähnelt, aber Teil der Strukturen ist, die das Gebären ermöglichen. Erinnern wir uns daran, dass Klitoris und Harnröhre laut O'Connell (2008) so eng miteinander zusammenhängen, dass man sie gar nicht als getrennte Organe betrachten kann. Ganz ähnlich wie im Falle des Penis muss demnach die Muskulatur der Klitoris auch im Harnausscheidungssystem der Frau eine Rolle spielen, und zwar zusammen mit der distalen Vagina. Folglich sind auch Vagina und Klitoris gemäß dieser anatomischen Interpretation nicht länger als getrennte, in nutzloser Distanz voneinander befindliche Strukturen anzusehen.

Im 2. Kapitel habe ich bereits einen psychoanalytischen Beitrag von Anna Burton erläutert (Burton 1996), die die weibliche Anatomie ganz ähnlich wie später Helen O'Connell beschrieben hat und Verbindungen zwischen der äußerlich sichtbaren Klitoriseichel und den übrigen Strukturen – den Schwellkörperschenkeln, den Vestibularschwellkörpern und dem Klitorisschaft – vermutet. Burton geht aber nicht ganz so weit wie O'Connell, die all diese Strukturen als einen integralen Bestandteil der Klitoris bezeichnet. Sie beruft sich auf Brash (1953), den Herausgeber von *Cunningham's Textbook of Anatomy*, und liefert mit ihrem Beitrag geradezu ein Paradebeispiel für die Antizipation künftiger anatomischer Einsichten durch die Psychoanalyse, die aber ganz der Art des verborgenen Gegenstands selbst entspricht und deshalb noch nicht zu einer substantiellen Veränderung des theoretischen Verständnisses führt.

Zweiter Teil

4. Kapitel
Die Anatomie der Klitoris: klinische Manifestationen der psychischen Repräsentation

Einleitung

Die bewusste Schwierigkeit des kleinen Mädchens besteht darin, herauszufinden, wie innere Dinge beschaffen sind. Das Mädchen betrachtet einen Jungen (von dem es gleichzeitig selbst betrachtet wird) und sieht, wie der Penis ausschaut, dass der Junge mit ihm uriniert, dass der Penis steif wird und dass überhaupt alles scheinbar ganz anders beschaffen ist als bei ihr selbst. Freud hat detailliert beschrieben, wie sich dieser Unterschied für beide Geschlechter, Mädchen und Jungen, darstellt. In McDougalls Zusammenfassung liest sich dies wie folgt: »Andere Frauen haben keinen Penis, meine Mutter aber wohl … oder sie hatte einen, bis er ihr von meinem Vater weggenommen wurde … oder er ist *in ihrem Innern versteckt*« (McDougall 1972, S. 379). Mithin geben uns die Phantasien der Kinder Aufschluss über die Realität, die sich bis zum heutigen Tag hinter der universalen Angst und den Vorurteilen erwachsener Menschen, den Folgen der kindlichen Kastrationsängste, verbirgt. Natürlich ist im Innern des Mädchens kein Penis versteckt, sondern dessen evolutionäres Äquivalent, die Klitoris. Anstelle der beiden funktionalen Systeme des Mannes, dem dualen für Harnausscheidung und Samenerguss sowie Darm und Anus für die Ausscheidung der Fäzes, besitzt die Frau drei Systeme – das dritte ist entstanden, um den Raum für ein Baby zu schaffen. Doch diese drei biologischen Systeme sind im Körperinnern verborgen und liegen so dicht beieinander, dass das kleine Mädchen durchaus zu der Überzeugung gelangen kann, dass es sich um ein einziges System handelt – eine primitive Kloake, wie sie unsere evolutionären Vorfahren tatsächlich besaßen. Als einziger Hinweis auf die Ähnlichkeit mit dem Mann dient die winzige »rudimentäre Klitoris«, die sich nur bei genauem Hinsehen zu erkennen gibt und jahrhundertelang zum Anlass diente, Frauen in die Zweitklassigkeit abzudrängen. Zusammen mit dem schmutzigen Kloakeninhalt macht sie Kristevas »Abjekt« aus. Sie ist mit entsprechenden Scham- und Unterlegenheitsgefühlen sowie dem Gefühl, schmutzig und böse zu sein, assoziiert und der Kontrolle durch die Macht des

Mannes unterworfen. Perelberg (2015) betont Kristevas Überlegung, dass der Zusammenbruch der Mutter mit dem Zusammenbruch der Gesetze des Vaters einhergeht (S. 169).

Das Mädchen, das zur Identifizierung mit der Mutter und dem schwangeren Körper der Mutter angehalten wird (Balsam 1996), lernt sich selbst im Laufe des Heranwachsens unbewusst ein wenig besser kennen. Es entwickelt ein ungedachtes Gewahrsein der Art und Weise, wie sein Körper funktioniert. Dieses Gewahrsein schließt die Vorstellung einer deutlich größeren, muskulären Klitoris mit ein, die dem Penis strukturell ähnelt, aber nicht mit ihm identisch ist und sich im Innern des Körpers befindet. Sie flankiert die Vagina und unterstützt deren Funktion, das monatliche Menstruationsblut auszuscheiden, Samen aufzunehmen und im Falle einer erfolgreichen Empfängnis und Schwangerschaft ein Baby zu gebären. Mithin ist sie sowohl an der Empfängnis als auch an der Geburt beteiligt. Obwohl man in der Vergangenheit annahm, dass sie lediglich für den Orgasmus eine Rolle spielt, kommen vaginaler und klitoraler Orgasmus – in der psychoanalytischen Theorie so heftig umstritten – in ihr als ein und dasselbe Geschehen oder als Versionen desselben Geschehens zusammen, weil Orgasmen vielerlei Gestalt annehmen können. Auf faszinierende Weise scheint ein Großteil der einschlägigen psychoanalytischen Theorie während des gesamten 20. Jahrhunderts die moderne biologische Interpretation der weiblichen Strukturen, die mit der anthropologischen Ungleichheit der Geschlechter aufräumt, antizipiert und erwartet zu haben.

Gleichwohl zählen auch die Bewahrung und wissenschaftliche Weiterentwicklung der klassischen Theorie zu den vorrangigen, leidenschaftlichen Bestrebungen der Psychoanalytiker. Sie implizieren eine Fokussierung auf die innere, psychische Welt, die es verbietet, den Körper in einem allzu hohen Maß einzubeziehen. Besonders umstritten ist diesbezüglich die menschliche Sexualität. So erklärt Kohon (1984) in seinem Essay über die Hysterie unter Berufung auf Freud: »Unter einem psychoanalytischen Blickwinkel ist es ausgeschlossen, von der Biologie eine Erklärung des Geschlechtsunterschieds zu erwarten« (S. 78). Vor diesem Hintergrund überrascht es auch nicht, dass entsprechende Informationen aus anderen Disziplinen zu einem Problem werden können, wenn sie die herkömmliche Theorie allzu direkt infrage stellen.

In ebendiesem Sinn erinnert Birksted-Breen (1993) uns in dem von ihr herausgegebenen Reader *The Gender Conundrum* daran, dass für die Psychoanalyse die psychische Repräsentation des Körpers ausschlaggebend ist. Freud hingegen schrieb im Jahr 1920: »Die Biologie ist wahrlich ein Reich der unbegrenzten Möglichkeiten, wir […] können nicht erraten, welche Antworten sie auf die von uns an sie gestellten Fragen einige Jahrzehnte später geben würde. Vielleicht gerade solche, durch die unser ganzer künstlicher Bau von Hypothesen umgeblasen wird« (Freud 1920g, S. 65). Die medizinische Wissenschaft hat sich weiterentwickelt, und deshalb müssen wir uns, was die psychische Repräsentation des Körpers angeht, darüber im Klaren sein, wie ebendieser Körper heute, im 21. Jahrhundert, verstanden wird. Freud hat sich mal für, mal gegen die Biologie ausgesprochen. Wir leben in einer Phase der Entwicklung unserer Theorie, in der diese ausschließlich in eine einzige Richtung zu zielen scheint.

Wenn man Veränderung untersuchen möchte, ruft die Gefährdung des Status quo im Allgemeinen beträchtliche Angst hervor. Die psychoanalytische Theorie macht hier keine Ausnahme, und so ist es verständlich, dass man zunächst nach »Gegebenheiten« sucht. Der physische Körper, den wir sehen, ist ein natürliches Beispiel. In ihrer Einleitung erklärt Birksted-Breen (1993) die Anatomie zu einer »Gegebenheit« (S. 3). Anscheinend besteht ein Bedürfnis, sich an etwas Unverrückbarem orientieren zu können, wenn man sich den ständigen Wandel alles Übrigen ansehen möchte. Parsons (2000b) führt dies weiter aus, wenn er, um Veränderungen der psychoanalytischen Theorie unter einem sozio-kulturellen Blickwinkel zu untersuchen, davon spricht, dass »die nicht-hintergehbare biologische Grundlage von einer bestimmten Gesellschaft zu einer bestimmten Zeit interpretiert« (S. 37) werde. Wissen und Kenntnisse über den Körper können sich ebenfalls verändern, und dies muss die Art und Weise, wie wir ihn psychisch repräsentieren, beeinflussen.

Dieses Kapitel trägt den Veränderungen der anatomischen Benennung des Frauenkörpers in der biologischen Welt Rechnung. Ich erörtere einige der Konsequenzen, die sie für die psychoanalytische Theorie und für Konzepte wie den Penisneid und die Kastrationsangst besitzen. Somit wirft das Kapitel Licht auf Freuds »dunklen Kontinent«.

Ich stelle eine Analysepatientin vor, deren Dissoziationserscheinungen und verwirrte Gefühle bezüglich ihrer Sexualität sich infolge der Behandlung zu klären begannen. Es handelt sich um eine junge Frau, die beschlossen hatte, ohne Sex zu leben, um ihre emotionalen Schwierigkeiten besser bewältigen zu können. Ihr Verzicht ließ eine starke unbewusste Neugier auf ihr Körperinneres vermuten, die von Beginn der Analyse an spürbar war und in der Übertragung intensiv zum Ausdruck kam.

Dieses Beispiel illustriert, wie sich die Evolution der Kloake in den unbewussten Repräsentationen von Frauen niederschlägt. Die Patientin schilderte im Zusammenhang mit Kindheitserfahrungen das Gefühl, durch die bösartige

Kontrolle ihrer Mutter vergiftet zu werden; sie berichtete auch von der Perversion eines Onkels. In der Folge entwickelte sie eine unreife oder pervertierte Repräsentation ihrer Genitalien als undefiniertes Chaos aus Gift und Abfall. Weil sie unfähig war, ihre Wut zu äußern, brach sich diese in gewalterfüllten Träumen Bahn. Karen Gilmore schreibt im Zusammenhang mit der Angst vor der Kloake über ihre Patientin Ms. T.:

> »Die Befürchtungen und Ängste dieser Patientin sind wesentlich komplexer, als jede einzelne Konzeptualisierung es erfassen könnte; sie kämpft mit einer Mischung aus körperlichen Ängsten, narzisstischen Verunsicherungen, interpersonalen Bedürfnissen sowie mit Hemmungen und Konflikten bezüglich Aggression und Sexualität.« (Gilmore 1998, S. 463)

Klinisches Material 1

Miss K.[6] war Anfang 20, hübsch und lebhaft. Sie sagte selbst, dass sie ihre männlichen Freunde aufzureizen und zu provozieren pflege. Sie halte aber an ihrem Entschluss, ohne Sex zu leben, konsequent fest, um sich keine Schwierigkeiten einzuhandeln. In den Sitzungen ergab sich daraus allerdings insofern ein Problem, als das Sextabu auch die Wörter betraf, auf die sie zur Schilderung ihrer Beschwerden hätte zurückgreifen müssen. Viele Monate lang zensierte sie ihre Ausdrucksweise und war nicht in der Lage, Wörter wie »Sex« oder »Penis« zu benutzen. Gleichwohl hatte sie sich in Analyse begeben, weil das Thema Sexualität sie unausgesetzt beschäftigte und ihre ganze Aufmerksamkeit einforderte. Immer wieder nahm sie in den Sitzungen indirekt darauf Bezug. So entstand eine von Angst, Furcht und Erregung erfüllte, ungemein frustrierende und irritierende Atmosphäre, die mich veranlasste, an eine Hysterie, aber auch an eine Perversion zu denken.

Miss K. behauptete ihre unbeschwerte Fassade gegen eine starre, quälende innere Agenda, die ihr sämtliche Vergnügungen verbot und sie gleichzeitig zwang, sich anderen Menschen und deren Launen sklavisch unterzuordnen: ihrer Mutter, bei der sie noch immer wohnte, ihrem Chef, für den sie halbtags einfache Hilfsarbeiten erledigte, und nun auch ihrer Analytikerin. Doch diese Selbstdarstellung, in der sie sich als Opfer ohne jeden Verbündeten präsen-

6 Die Patientin wurde im Anna Freud Centre im Rahmen des Young Adults Research Project (1992–1998) behandelt.

tierte, war unaufrichtig und maskierte ihre Renitenz. Während ihres Studiums hatte sie z. B. allabendlich ihre Mutter angerufen, um ihr zu sagen, dass sie nun ins Bett gehe, während sie sich in Wahrheit mit ihren Freunden traf.

Ihr Vater hatte die Familie verlassen, als sie vier Jahre alt war. Nach einer erbittert durchgefochtenen Scheidung tauchte er mit neuer Familie wieder auf. Miss K. stand in losem Kontakt zu ihm, sehr zum Missfallen ihrer Mutter, was der Patientin extreme Schwierigkeiten bereitete. Sie richtete all ihren Hass sowohl gegen den Vater als auch gegen die Stiefmutter, um sich den Hass auf ihre Mutter nicht bewusst machen zu müssen.

Über einen langen Zeitraum fand Miss K.s dunklere Seite nur in ihren Träumen oder Albträumen, wie sie selbst sie nannte, Ausdruck. Auch wenn es ihr erhebliche Konflikte bereitete, mit mir darüber zu sprechen, fand sie für ihre Schilderungen – anders als für ihre Schwierigkeiten mit der Sexualität – eine obszöne, anzügliche Sprache. Das Traumgeschehen reichte von Tierköpfen auf menschlichen Körpern oder großen Köpfen auf kleinen Körpern über einen Mann, der sie unter Wasser zu ziehen versuchte, um sie zu ertränken, bis zu einem Mann, der mit einem Hammer auf sie eindrosch. In einem wiederkehrenden Traum wollten böse Menschen sie ermorden bzw. bei lebendigem Leib essen. Die Gewalt weckte in mir den Verdacht, dass die Patientin missbraucht worden war.

Einer Marmorstatue im Mausoleum gleich, lag Miss K. regungslos auf der Couch – von einem plötzlichen, rhythmischen Wackeln der Zehen abgesehen, einem rebellischen Ausdruck ihres Protestes gegen etwas, das ich gesagt hatte, zumeist über ihre Beziehung zu ihrer Mutter oder zu mir, manchmal auch über ihre Schwierigkeiten, erwachsen zu werden und eine sexuell aktive Frau zu sein. Mir schien, als habe sie die Äußerung ihrer Angst von ihren Genitalien auf die Füße verschoben, deren Bewegungen sexuell wirkten, einer orgiastischen Spannungsabfuhr ähnlich. Später begann sie, in solchen Situationen gleichzeitig heftig den Kopf zu schütteln, als sähe sie ihre Fähigkeit, ihre zweidimensionale, eingeschränkte Existenz aufrechtzuerhalten, zunehmend bedroht. Ihre Unschuld Lügen strafend, hob sie regelmäßig, wenn sie zu ihren Sitzungen kam, auf kokette Weise und wahrscheinlich, ohne sich dessen bewusst zu sein, den Saum ihrer langen Jacke an, wenn sie sich auf die Couch legte, so als wolle sie mir ihr Höschen zeigen.

Die Montagssitzung, von der ich im Folgenden berichte, fand kurz nach ihrem Auszug aus der Wohnung ihrer Mutter statt. In der von *Erwartung* gespannten Atmosphäre vollzog sich eine dynamische Veränderung. Wie üblich schien die Patientin darauf zu warten, dass ich ihr eine Frage stellte. Schließlich machte sie ein paar zusammenhanglose, verwirrende Bemerkungen über ihr neues Apartment und dachte dann an ihre Schulzeit zurück. Damals hatte sie sich den Plänen, die ihre Mutter für die Abende hatte, widersetzt und behauptet, sie müsse in der Schule für eine Theateraufführung proben. Mir berichtete sie nun, dass sie sich lediglich hinter den Kulissen aufgehalten habe, aber sogar dort »in Schwierigkeiten geraten« sei. Sie walzte die Sache breit, indem sie mir die Konsequenzen in immer neuen Variationen ausmalte. Ich meiner Gegenübertragungsreaktion verstand ich ihre Worte, sie sei »in Schwierigkeiten geraten«, als eine beschönigende Formulierung für »schwanger geworden«. Triumphierend antwortete sie: »Eine Schwangerschaft war ausgeschlossen, weil ich nie einem Mann nahe genug gekommen bin, um Sex mit ihm zu haben, ich konnte es nicht.«

Mir war bewusst, dass ich mich in der Position der getäuschten Mutter befand, die sich um die Unversehrtheit der Patientin sorgte. In meiner chronischen Frustration vergaß ich einen Moment lang, dass ich Analytikerin war. Ich agierte und sagte zu Miss K., als säße ich mit einem schwangeren Teenager in der Schwangerschaftsberatung, fast flüsternd: »Das sagen sie alle.« Ihr Widerstand war so heftig, dass ich an der Analogie festhielt und erläuterte, sie wolle eine Idee, die sich offenbar zwischen uns beiden entwickle, im Anfangsstadium unterdrücken [*to abort*]. Die Überlegung, dass die Wahrscheinlichkeit, schwanger zu werden, steige, je massiver die Möglichkeit verleugnet werde, weckte weiteren Widerstand. Dann sagte sie: »Nun, mir wird es nicht passieren ...« In verändertem Tonfall und mit einem Funkeln in der Stimme fuhr sie fort: »... es sei denn, jemand zwingt mich.«

Ich sah meine Befürchtungen bestätigt und sagte, sie setze offenbar alles daran, von mir gezwungen zu werden, etwas zu sagen. Als ich später über die Sitzung nachdachte, war ich über unseren Austausch in höchstem Maß verwundert, denn die Patientin hatte tatsächlich Wörter wie »Sex« und »Schwangerschaft« in den Mund genommen.

Nach dieser Konfrontation konnte sie zumindest unbefangener sprechen, ohne die »sexuellen« Wörter, die zur Beschreibung ihrer Probleme notwendig waren, zensieren zu müssen. Es stellte sich heraus, dass ihr Onkel sie als kleines Mädchen auf seine wilden Transvestitenpartys mitgenommen hatte, wenn er sie hüten sollte. Bei einer Gelegenheit hatte er sich vor ihr entblößt, um ihr vorzuführen, dass er wie eine Frau aussehen konnte, wenn er sich seinen Penis zwischen die Beine klemmte. Er hatte ihre »Sexualaufklärung« auch insofern bereichert, als er ihr erklärt hatte, dass viele Babys im Uterus stürben, weil das Innere von Frauen faulig und eklig sei.

Derweil brachte ihre Mutter einen Liebhaber nach dem anderen mit ins Haus. Ihre kleine Tochter hörte dann, wie die Mutter von diesen Männern »durchgeprügelt« wurde. Sie lag in ihrem Bett, die Schreie der Mutter versetzten sie in Angst, und sie stellte sich vor, wie der Mann die Mutter vergewaltigte und sie wie ein Stück Fleisch behandelte, ganz so, wie sie es nun, in der Gegenwart, ein ums andere Mal in ihren Träumen erlebte. Vor diesem Hintergrund hatte sie beschlossen, ein in jeder Hinsicht erfülltes, aber sexfreies Leben zu führen. Von der Mutter wegzukommen war ihr oberstes Ziel gewesen – theoretisch gesehen, ein gesundes Ziel, doch um es zu erreichen, brachte sie die Analyse und sich selbst in Gefahr. Sie mietete ein Zimmer in einem Apartment, das erstens höchst ungünstig gelegen war und zweitens von mehreren alleinstehenden jungen Männern bewohnt wurde, die sie allesamt nicht kannte. Sie lebte bei Fremden, und ich fürchtete um ihre Sicherheit. Ihre Naivität und Verwundbarkeit bereiteten mir große Sorgen.

Kurz nach ihrem Umzug und der auffälligen Veränderung der Ausdrucksweise, deren wir uns bedienen konnten, lernte Miss K. einen jungen Mann (keiner ihrer neuen Mitbewohner) kennen. Sie nahmen eine Beziehung auf, doch typischerweise sprach sie mir gegenüber mit keinem Wort von sexuellen Aktivitäten. Ein Trauma, das ihr in dieser Phase zustieß, schien ihre Ängste zu symbolisieren. Ihr Auto wurde aufgebrochen und sämtliche Inhalte wurden gestohlen – Geld, Kreditkarten, Adressbuch und Terminkalender. Sie ließ deshalb eine Sitzung ausfallen, sagte dann aber weitere ab und führte Arzttermine als Entschuldigung an. Ich hatte nach wie vor den Eindruck, dass sie in Gefahr schwebte. Der Freund, das aufgebrochene Auto und die Arztbesuche – alles zusammen ließ mich eine Schwangerschaft befürchten. In Wirklichkeit aber suchte sie den Arzt wegen einer sogenannten Honeymoonzystitis, einer Blasenentzündung, auf, deren Symptome sie mir bei ihrer Rückkehr in all ihren dramatischen, traumatischen Details schilderte. Die Beziehung zu dem jungen Mann hatte jedoch Bestand und entwickelte sich weiter. Nachdem Miss K. schließlich auch einen qualifizierten Vollzeitjob gefunden hatte, beendete sie ihre Analyse »aus praktischen Gründen«.

Ich habe Miss K.s Material hier vorgestellt, weil es illustriert, wie sie die Ängste, die ihren sexuellen Status und ihre sexuelle Entwicklung betrafen, in mich hineinprojizierte, damit sie quasi auf Distanz verarbeitet werden konnten, bevor sie selbst dazu bereit war. Unbewusst fürchtete sie sich davor, dass jemand oder etwas in das undefinierte Chaos ihrer »Kloake« eindringen könnte. Der Wendepunkt kam, nachdem ich etwas sehr Eindringliches – Penetrierendes – zu ihr gesagt hatte. Doch offenbar fühlte sich Miss K. sicher genug, um sich mit jemandem identifizieren zu können, der die Sexualität auf realistische und besser strukturierte Weise wahrnahm und erlebte – jemand, der die Irritation und Frustration, die sie selbst in ihren Objekten hervorrief, für sie nachvollziehbar machte, während sie ihre verwirrenden, perversen und traumatischen Selbstanteile durcharbeitete, um die positiven wie auch negativen Aspekte ihrer Reaktion verstehen und bewältigen zu können.

Komplementarität und Konzentrizität

Es ist interessant, sich den zirkulären Charakter der Literatur anzusehen, die im 20. Jahrhundert zur weiblichen Sexualität erschienen ist. Regelmäßig kehrten neue Autoren zu denselben Fragen und Konzepten zurück (siehe Tabelle 3.1). Sowohl die Sprache der Psychoanalyse als auch das psychoanalytische Verständnis der Psyche und der psychischen Repräsentation des Körpers gingen den anatomischen Entdeckungen, die Ende des 20. Jahrhunderts zu verzeichnen waren, zeitlich voraus. Heute können wir, wie von Freud vorhergesagt, verifizieren, inwieweit die Psychoanalyse den Körper im Grunde zutreffend verstand bzw. aufgrund einer falschen Nomenklatur missverstand. Gleichwohl bleibt die Gefahr von Missverständnissen noch immer bestehen. Die Aussage, dass Männer und Frauen sich anatomisch weit ähnlicher sind, als wir anzunehmen bereit waren, wird sehr leicht als Aussage, Männer und Frauen seien gleich, missverstanden. Die Schwierigkeit hängt mit der Komplementarität zusammen, die keinesfalls mit einer vollständigen Symmetrie der Form und Funktion verwechselt werden darf. Es gibt keinen Grund, ein weibliches Organ, die Klitoris, als Penis und als männlich zu bezeichnen. Vielmehr kann die korrekte Benennung von *Teilen* der weiblichen Geschlechtsorgane entsprechend ihren anatomischen Ähnlichkeiten mit den männlichen die Bedeutung der psychoanalytischen Theorie subtil verändern und zuvor divergente Theorien synchronisieren.

Birksted-Breen (1993) setzt an der in Freuds Theorie der Sexualität enthaltenen Dualität an – dem biologischen bzw. psychischen Schicksal. Sie beschreibt eine Unverbundenheit zwischen beiden Polen, die sie später auch als Verschwommenheit bezeichnet und als Ursache einer Spannung begreift, die in Bezug auf Frauen besonders ausgeprägt und für die langwierigen Debatten über die weibliche Sexualität verantwortlich sei. Ebendiese Spannung erzeugt im Unbewussten einen Gegensatz zwischen einer Weiblichkeit, die als Mangel, und einer Weiblichkeit, die eher im Sinne eine Raumes mit »konzentrischen« Aspekten repräsentiert wird (Birksted-Breen 1993, S. 1–37).

Birksted-Breens Überlegungen berücksichtigen insbesondere französische, hochkomplexe psychoanalytische Konzepte wie z. B. das der »Konzentrizität«. »Konzentrizität« besagt, dass der weibliche Körper und seine Repräsentation im Unbewussten der Frau – ähnlich der russischen Matroschka – konzentrisch arrangiert sind: Körperorgane (und das Baby) im Innern von Organen (Grunberger 1974 [1964]; Montrelay 1970) und psychische Entwicklungsebenen innerhalb anderer Entwicklungsebenen (Melnick 1977). Dies bringt uns einer präziseren dreidimensionalen Konstruktion der weiblichen Struktur näher. Grunberger (1974 [1964]) geht von einer komplexen Verflechtung archaischer oraler, analer und vaginaler Schemata aus und schreibt über den weiblichen Narzissmus: »Tatsächlich ist das Charakteristische an der libidinösen Besetzung bei der Frau das *Konzentrische*, in dessen Mittelpunkt immer sie selbst bleibt; Mittelpunkt ist zugleich der Phallus« (S. 107f.). Montrelay (1993) strukturiert das weibliche Unbewusste als ein Spiel der Kräfte und vermutet, dass Phallozentrismus und Konzentrizität zuallererst und besonders spektakulär als Angst und – umgekehrt – in sublimierter Form zutage treten und dass »jeder dieser Prozesse, die für die Ökonomie des Unbewussten prägend sind, zur Unvereinbarkeit der beiden von Jones und Freud analysierten Weiblichkeitsaspekte beitragen« (S. 148).[7] Birksted-Breen plädiert für ein Weiblichkeitsverständnis, das sowohl eine unbewusste Repräsentation des Mangels – d.h. eines leeren Raumes – umfasst als auch eine unbewusste Repräsentation der »konzentrischen« Aspekte. Ebendieser Widerspruch ist für das weibliche Unbewusste strukturbildend.

Wir können diese Überlegungen direkt mit der Struktur der Klitoris, so wie wir sie heute kennen, in Verbindung bringen. Der menschliche Nachwuchs, das Baby, wächst im Uterus im Innern der Mutter heran; der männliche Beitrag zur Fortpflanzung gelangte durch die Vagina in den Mutterleib; im Falle eines Orgasmus wurde der Transport durch das Klitorisgewebe, das die Vagina umgibt, zusätzlich unterstützt. Die körperliche Beherbergung des Babys aktiviert in der weiblichen Psyche quasi konzentrisch-zirkuläre Entwicklungsebenen: neue Mutter im Selbst, im infantilen Selbst, in der eigenen Mutter, ja sogar in der Großmutter. (Hervorragend illustriert wird dies durch den im 6. Kapitel geschilderten Traum einer Patientin.) Wenn kein Baby gezeugt wird und das Ziel des Geschlechtsverkehrs der sexuelle Lustgewinn ist, kann dieser

7 Freud erklärte Weiblichkeit unter dem Aspekt des Körpers und des Penisneides. Jones hingegen richtete das Augenmerk auf das weibliche Bedürfnis, vom Objekt geliebt zu werden.

durch die Gewissheit der Frau, in der Vereinigung mit dem Mann eine höhere Stufe der Komplementarität zu erreichen, unterstützt werden. Ich habe dieses Buch mit dem Ziel begonnen, zu einer besseren Ausgewogenheit zwischen den Geschlechtern zu gelangen. Die sexuelle, funktionelle und – vor allem in der Elternschaft – auch emotionale wechselseitige Ergänzung stellt eine Möglichkeit dar, dieses Ziel zu erreichen.

Ein kurzer Auszug aus einer anderen Behandlung illustriert einen Aspekt dieser Konzepte.

Klinisches Material 2[8]

Die Patientin, Mrs. L., ist Künstlerin und hat mehrere hypomanische Zusammenbrüche hinter sich. Ihr einziges Kind, ein Sohn, ist knapp fünf Jahre alt. Sie spielen zusammen mit einer Matroschka. Die Junge stellt die Puppen, mit der kleinsten beginnend, geordnet nach der Größe nebeneinander auf – ein lineares, rationales Arrangement, das man als stereotype praktische, männliche Herangehensweise an die Situation bezeichnen könnte (Abbildung 4.1). Die Patientin jedoch, die aus einer großen Familie stammt, arrangiert die Puppen auf eine wesentlich subjektivere Weise. Ihr ist klar, dass die Ankunft eines jeden neuen Babys die zuvor kleinste Puppe ein wenig weiter von der Mutter entfernt (Abbildung 4.2). Weil sie selbst das älteste Kind in ihrer Herkunftsfamilie war, hat sie dies schmerzvoll in Erinnerung. Zusätzlich kompliziert wurde das Arrangement dadurch, dass die Mutter der Patientin wenige Wochen, nachdem diese ihren Sohn bekommen hatte, starb. Mit seiner Geburt stand nicht nur – nun am anderen Ende der Reihe – ein weiteres Baby zwischen ihnen; vielmehr fiel die Mutter durch ihren Tod gänzlich aus der Konfiguration heraus (Abbildung 4.3). Gleichwohl sind diese Repräsentationen linear. In Wirklichkeit versammeln Mütter ihre Kinder auf eine eher konzentrische Weise um sich – eine innere und äußere Repräsentation der verschiedenen Generationen, die die oben erläuterte Theorie veranschaulicht.

Vielleicht hing es mit der Psychopathologie dieser Frau zusammen, dass sie an der linearen, wenngleich in höherem Maß mütterlichen Konstellation festhielt und die Kinder nicht im Kreis um die Mutterpuppe herum aufstellte. Sie war ursprünglich mit einer Wochenbettpsychose in Behandlung gekom-

8 Die Fallvorstellung erfolgt mit Genehmigung der Patientin, die auch die Puppen selbst gezeichnet hat.

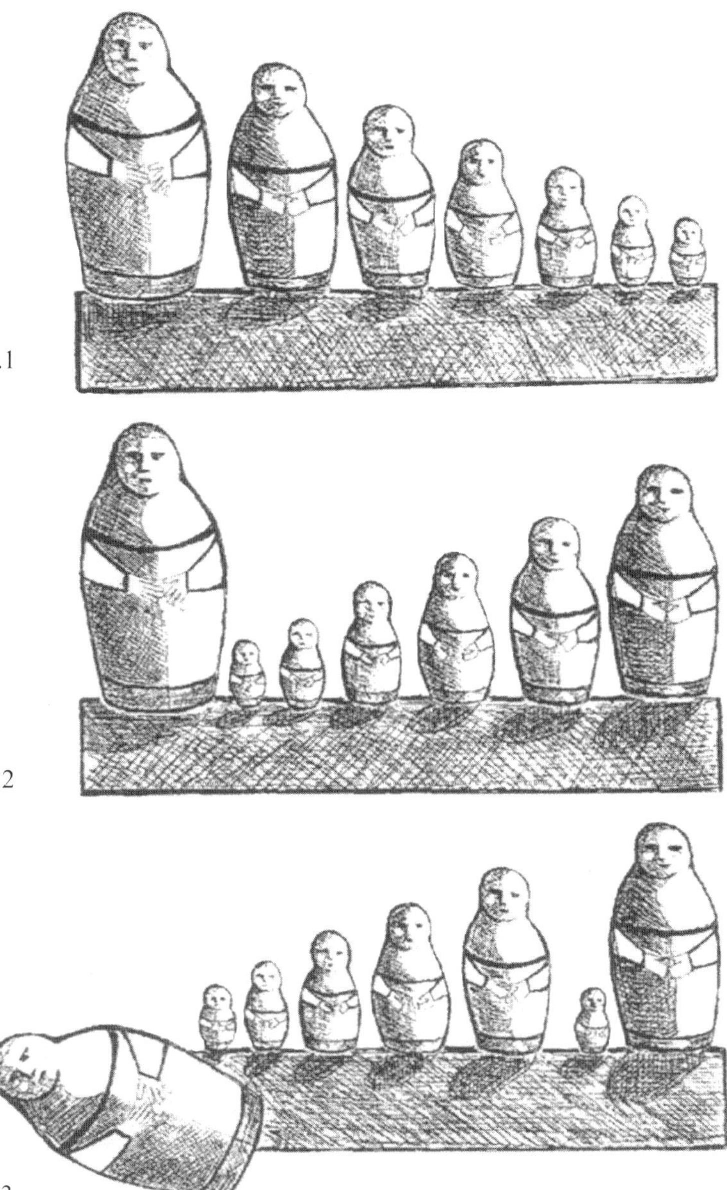

4.1

4.2

4.3

men und hatte später erneut eine hypomanische Episode durchlaufen. Ihre Krankheit schloss weitere Schwangerschaften aus, so dass wir nicht wissen, ob sie die Puppen womöglich näher an die Mutter herangerückt hätte, wenn sie mehr Kinder hätte bekommen können. Als ihr Zustand abermals instabil wurde, brach sie die Behandlung ab und trat eine »Flucht in die Gesundheit« an. Eine längere Therapie hätte es ihr vielleicht ermöglicht, ihre Beziehungen zu intensivieren, doch es liegt in der Natur der Hypomanie, dass manchmal auch die Analytikerin auf Distanz gehalten werden muss.

Ich musste an Mrs. L. denken, als ich das Buch *The Enigma of Desire* las, in dem Galit Atlas (2015) eine weitere Unterscheidung trifft zwischen der Art, wie Männer bzw. Frauen ihre Beziehungen führen. Atlas stellt pragmatische und enigmatische Aspekte einander gegenüber: Männer sind pragmatischer, Frauen hingegen enigmatischer. Die Autorin bringt diese Eigenschaften mit den Besonderheiten der Geschlechtsteile in Verbindung. Die männlichen sind, von der Prostata abgesehen, äußerlich – Penis und Hoden –, während sich die der Frau – Uterus und Vagina – im Körperinnern befinden; freilich sind auch die Klitoris bzw. ein winziger Teil derselben sowie die Brüste äußerlich sichtbar.

Mangel oder Raum?

Im Anschluss an diesen Blick auf die Beziehung zum Körper möchte ich im Folgenden die andere unbewusste Repräsentation der Weiblichkeit betrachten, die eines Mangels, der auch einen leeren Raum bedeuten kann. Die Behauptung, dass die Frau keinen Penis habe, ist insofern unzutreffend, als sie in Gestalt ihrer Klitoris die biologische Entsprechung besitzt. Der Unterschied besteht darin, dass diese als ein zentraler Raum dienen kann. Hier zeigt sich in aller Deutlichkeit, dass das Konzept des Phallus, insbesondere in der ihm von Lacan verliehenen Bedeutung, für beide Geschlechter und nicht allein für die Frau relevant ist. Es nimmt Bezug »auf den inhärenten Mangel und die Unvollständigkeit der Conditio humana sowie auf die Unmöglichkeit restloser Befriedigung« (Birksted-Breen 1996 S. 650). Der Phallus ist das begehrte Objekt, das niemand besitzt. Er bezeichnet einen unerreichbaren Zustand der Vollständigkeit und Bedürfnislosigkeit oder »das, was die Mutter sich in der Phantasie des Säuglings wünscht« (Kohon 1999, S. 10).

Birksted-Breen (1996) hat das Konzept des »Penis-als-Verbindung« eingeführt, den sie sowohl von dem Penis in der Realität als auch vom symbolischen Phallus unterscheidet. Der »Penis-als-Verbindung« erfüllt eine »strukturierende« Funktion, indem er den psychischen Raum und das Denken erweitert. Die ausbleibende Internalisierung des »Penis-als-Verbindung« veranlasst zu einer zwanghaften Suche nach dem Phallus. Birksted-Breen betont, dass diese unterschiedlichen symbolischen Konzepte zu unterschiedlichen psychischen Organisationen gehören. Der neuerlich bestätigte biologische Befund spielt hier eine wichtige Rolle, weil er zeigt, dass die Frau nicht nur durch ihre eigene komplementäre Muskulatur zu der mit dem Mann geteilten kreativen Plattform beiträgt, sondern in analoger Weise auch einen psychischen Beitrag zum Penis-als-Verbindung leistet. Eine alternative Möglichkeit bestünde heute allerdings darin, von der »Penis-Klitoris-Verbindung« zu sprechen.

Schlussbetrachtung

Ich habe in diesem Kapitel zu zeigen versucht, wie ich in meiner Praxis mit einer einfachen Modifizierung unserer biologischen Konzeptualisierung der Klitorisstruktur arbeite. Ich habe auch erläutert, dass diese Modifizierung nicht nur die Theorie der Psychoanalyse beeinflusst, sondern dass diese Theorie, vor allem die französische, der Erkenntnis der vollständigen körperlichen Klitorisstruktur bereits nahe kam – wobei diese Erkenntnis trotz der herkömmlichen Vorstellung einer kleinen Klitoris und Freuds darauf beruhender klassischer Theorie des Penisneides genau genommen eine Wiedererkenntnis der im Laufe der Jahrhunderte verlorengegangenen anatomischen Beobachtungen darstellte. Die Modifizierung betrifft die anatomische Umbenennung von Teilen, nachdem die Forschung gezeigt hat, dass die Klitoris wesentlich größer ist als angenommen und dass sie bis ins Innere des weiblichen Körpers hineinreicht. Anatomisch entspricht sie dem Penis, unterstützt aber auch den Geburtsvorgang. Funktional weist ihre Reaktion bei sexueller Erregung bedeutsame Unterschiede zu der des Penis auf (siehe 2. Kapitel).

Wichtig ist auch, dass die im 20. Jahrhundert erfolgten theoretischen Bemühungen um ein Verständnis der weiblichen Sexualität einer gewissen Zirkularität folgten, die den konzentrischen Charakter des Weiblichen reproduzierte. Birksted-Breens (1993) Arbeit ist ein unverzichtbarer Beitrag, der das Biologische und das Psychische nebeneinanderstellt und sich deren Spannungsverhältnis zunutze macht. Er ist ein Beispiel für ein Theoretisieren, das sich dem ständigen Sog der subjektiven Reaktion des Lesers widersetzt, der sich zwischen sämtlichen Bezugsrahmen und Kontexten, die in der Literatur schon vertreten sind, in einer schwierigen Situation befindet.

Die eigentliche Aufgabe dieses Kapitels besteht darin zu zeigen, dass die konzentrische Struktur des Weiblichen für die eher lineare Konstellation des Männlichen empfänglich ist und dass diese Sichtweise es ermöglicht, eine höhere Komplementarität der Geschlechter zu konzeptualisieren. Auf anatomischer Ebene wird dies an dem gemeinschaftlichen Beitrag des Penis und der Klitoris zum Geschlechtsverkehr erkennbar: Die Klitoris dient als orgasmische Plattform, um die Ejakulation des Penis in die Vagina zu unterstützen. Psychoanalytisch formuliert, wird der »Penis-als-Verbindung« (Birksted-Breen 1996) in der psychischen Repräsentation des (anatomisch korrekt definierten) Körpers zu einer von den Geschlechtern gemeinsam geteilten Struktur. Aus diesem Grund wäre die Bezeichnung Penis-Klitoris-Verbindung zutreffender.

Ich habe mithilfe von Fallmaterial zunächst ein vertrautes klinisches Bild illustriert: Bei jungen Frauen droht infolge bestimmter Unzulänglichkeiten oder Übergriffe in der Kindheit die Gefahr, dass sie sich über die Struktur ihrer im Körperinneren verborgenen Ausscheidungs- und Geschlechtsorgane nicht im Klaren sind. Sie halten sich selbst für schmutzig und haben Angst vor der Sexualität. Ich habe auch gezeigt, dass männliche und weibliche Konzeptualisierungen der Beziehungen von Müttern zu ihren Kindern sich in Bezug auf die anatomische Struktur und deren psychische Repräsentation voneinander unterscheiden können. Galit Atlas (2015) beschreibt eine männliche pragmatische und eine weibliche enigmatische Form der Beziehungen, die beide in mehr oder minder starker Ausprägung bei Männern und Frauen auftreten können, und bringt sie mit den äußeren und inneren Organen *beider* Geschlechter in Verbindung. Störungen wie die Hypomanie von Mrs. L., der oben beschriebenen Mutter, können den Unterschied zu einem gewissen Grad neutralisieren. Die Krankheit bewirkte in ihrem Fall, dass die Distanz in der Mutter-Kind-Beziehung aufrechterhalten blieb und die Patientin auf eine eher männliche Weise reagierte. Es steht zu hoffen, dass ihr Ehemann in der Betreuung des gemeinsamen Kindes seine eigenen femininen, enigmatischen Anteile aktivieren konnte.

5. *Kapitel*
Bisexualität: ein universales Phänomen[9]

In diesem Kapitel wird sich zeigen, dass es u. U. sehr schwierig ist, zwischen dem körperlichen Zustand und seiner psychischen Repräsentation zu trennen, sofern man sich nicht der Tendenz psychoanalytischer Autoren anschließt, lediglich die Repräsentation genauer zu betrachten. In diesem Fall bleiben die komplexen biologischen Geschlechtsunterschiede, die im Mittelpunkt dieses Buches stehen, weitgehend unberücksichtigt.

Freud definierte das Konzept der seiner Ansicht nach universalen psychischen Bisexualität: Männer haben weibliche psychische Anteile, Frauen haben männliche. »Universal« kann allerdings auch etwas anderes bedeuten. Ich gehe davon aus, dass jeder Mensch sich irgendwo auf einem Spektrum der Homosexualität bewegt. Diese Überlegung kam während der AIDS-Krise, also noch vor den kulturellen Veränderungen, die etwa seit der Jahrtausendwende zu verzeichnen sind, in einer Diskussion an der Portman Clinic auf. Das Spektrum der Homosexualität reicht demnach von »überhaupt nicht homosexuell« bis zu »ausschließlich homosexuell«, wobei zu berücksichtigen ist, dass beide Extreme in der Realität nicht existieren. Irgendwo auf diesem Spektrum beginnt das rein Psychische, auch reale Verhaltensäußerungen des anderen Geschlechts mit einzuschließen, sei's in Form der Kleiderwahl oder der Wahl eines gleichgeschlechtlichen Sexualpartners. Aufschlussreich ist die Arbeit mit Patienten, die dem homosexuellen Pol auf dem Spektrum der sexuellen oder Genderidentität näher kommen. Ich beschreibe zunächst klinische Beispiele für die biologische und anschließend für die psychosexuelle Identitätsverwirrung.

Natalie Angier (2000 [1999]), eine meiner wissenschaftlichen Quellen, hat die Embryologie in einem anthropologischen Bezugsrahmen zusammenfassend dargestellt. Jeder Fötus besitzt zunächst das Potential, weiblich zu werden, sofern er nicht vom Vater ein Y-Chromosom statt eines zweiten X-Chromosoms erhalten hat. Dieses Y-Chromosom bewirkt nach etwa neun

9 Ich habe eine kürzere Version dieses Kapitels 1995 auf einer Konferenz der British Association of Psychotherapists (BAP) in London vorgetragen (siehe Zachary 1996).

Schwangerschaftswochen einen Androgenschub, der dafür sorgt, dass die bislang undifferenzierte Genitalleiste männliche Genitalien ausbildet. Bis zu diesem Zeitpunkt sind alle Föten geschlechtsneutral. Sie besitzen sowohl die weiblichen Müller-Gänge als auch die männlichen Wolff-Gänge. Die nicht benötigten Gänge werden nach der Geschlechtsdifferenzierung resorbiert, während die verbleibenden sich weiterentwickeln. Diese wissenschaftliche Entdeckung ist noch gar nicht so alt, wenngleich die Ärzte der Antike, z. B. Hippokrates, Galenos von Pergamon und andere griechische Anatomen, schon auf der richtigen Spur waren: »Sie vertraten die These, dass der Körper grundsätzlich eingeschlechtlich ist und dass die zwei Geschlechter lediglich ›umgestülpte‹ Versionen voneinander sind. Die antiken Ärzte erkannten als Erste die Homologie zwischen weiblichen und männlichen Geschlechtsorganen« (Angier 2000 [1999], S. 76). Dem Wort »homolog« sind wir schon in Arjen van Turnhouts Beitrag von 1995 (siehe 2. Kapitel) begegnet, wo er offensichtlich in Anlehnung an *Gray's Anatomy* verwendet wurde.

Wenn im Laufe der weiteren Entwicklung des Fötus etwas schief geht, wird das Baby als Hermaphrodit geboren, d. h. es besitzt entweder sowohl männliche als auch weibliche Geschlechtsorgane oder aber Genitalien, die keinem der beiden Geschlechter eindeutig zugeordnet werden können. Am Londoner Middlesex Hospital, das heute zusammen mit dem Royal Free Hospital zum University College Hospital gehört, gab es eine weltbekannte Abteilung mit Spezialisten für diese Anomalien. Ein multidisziplinäres Team suchte in solchen Fällen nach einer Kompromisslösung, die für die Eltern erträglich war und gleichzeitig die grundlegende Geschlechtsidentität des Kindes schützte. Diese erweist sich als der stärkste Trieb überhaupt, vor allem wenn sie unter den Druck einer Verschwörung gerät. Eltern, aber auch Ärzte stehen dabei oft vor einem sehr schwierigen Problem.

Ein beeindruckendes Beispiel ist das Androgenresistenz-Syndrom, das bewirkt, dass die Androgenrezeptoren das Hormon nicht aufnehmen. Infolgedessen können sich die genetisch männlich angelegten Geschlechtsorgane nicht vollständig entwickeln. Die Geschichten der Betroffenen zählen zu den traurigsten, die ich kenne. Angier (2000 [1999]) berichtet von ihrer Patientin »Jane d'Arc« aus New York City, die als kleines Kind eine »Leistenbruchoperation« hatte, an die sie sich nicht mehr erinnern konnte. Nur die Narbe war geblieben. Im Teenageralter wurde eine Untersuchung ihres Hormonstatus durchgeführt, weil es notwendig war, dass sie zum Schutz ihrer Knochen und aus allgemeingesundheitlichen Gründen Hormone zu sich nahm. Sie erhielt Östrogen, denn man hatte ihr das weibliche Geschlecht zugewiesen. Nun erst erfuhr sie, dass sie mit »verdrehten Eierstöcken« geboren worden war, die man unverzüglich entfernt hatte – die angebliche Bruchoperation! Sie war also unfruchtbar (die Verschwörung verdichtet sich). Gleichwohl hatten die Ärzte stets großes Interesse daran bekundet, sie zu untersuchen, was Jane verwunderte, weil sich das Problem ihrer Meinung nach doch längst erledigt hatte. Sie dachte darüber nach und machte sich in der Universitätsbibliothek kundig: Sie »las Beschreibungen, und sie wusste sofort und ohne jeden Zweifel Bescheid. Sie litt an testikulärer Feminisierung oder AIS, kurz für Androgen Insensitivity Syndrome (›Androgenresistenz-Syndrom‹)« (Angier 2000 [1999], S. 54). Sie war mit weiblich aussehenden Geschlechtsorganen zur Welt gekommen; allerdings fehlten die inneren Schamlippen, die Vagina war verkürzt und im Körperinnern geschlossen, anstatt zu einem Gebärmutterhals zu führen. Jane hatte weder einen Uterus noch Eierstöcke oder Eileiter. Die »verdrehten Eierstöcke« waren in Wirklichkeit unterentwickelte Hoden gewesen, die sich ins Becken abgesenkt hatten. Sie wurden zehn Tage nach der Geburt entfernt. Intrauterin hatten sie Testosteron und das (weibliche) Anti-Müller-Hormon produziert. Weil aber die Rezeptoren nicht darauf reagiert hatten, konnte sich das (männliche) Wolff'sche System nicht entwickeln. Stattdessen setzte sich die weibliche embryonale »Urform« durch. Jane besaß ein X- und ein Y-Chromosom und hatte mit dem X-Chromosom eine mutierte, nicht funktionsfähige Variante des Androgenrezeptor-Gens geerbt. Ihr Problem war die Unfruchtbarkeit. Sie fühlte sich innerlich leer und war einsam. Dass sie in Großbritannien eine Selbsthilfegruppe fand, der sie sich anschließen konnte, war ihr eine große Hilfe. Mir gefällt die Vorstellung, dass sie sich damals, gegen Ende des 20. Jahrhunderts, vielleicht sogar mit einigen meiner eigenen Patientinnen zusammenschloss.

In meinen langen Jahren an der Portman Clinic habe auch ich zwei Frauen mit AIS behandelt. Eine von ihnen, Miss J., hatte große Ähnlichkeit mit Jane. Sie war klug, beruflich ausgesprochen erfolgreich, aber unfruchtbar und einsam. Damals tauchten im Internet gerade die ersten Singlebörsen auf. Miss J. wollte ihre verkürzte Vagina operieren lassen, um zumindest Geschlechtsverkehr haben zu können, und führte einen Kampf gegen die Bürokratie. Ich bewunderte sie. Doch die Verschwörung, die sie als Kind überaus scharf wahrgenommen hatte, wiederholte sich insofern, als die Männer, die sie kennenlernte, nicht wissen durften, dass sie nicht »normal« war. Vielleicht, wenn sie »den Richtigen« träfe …?

Angier (2000 [1999]) hat die komplizierte Theorie der Hormonrezeptoren ausführlich beschrieben. Offenbar wirkt das Androgen, das intrauterin von den (aufgrund eines Genes auf dem Y-Chromosom gebildeten) Hoden produziert wird, auf sämtliche Körpergewebe ein, so dass diese männliche Eigenschaften ausbilden. Möglich ist dies jedoch nur dann, wenn die Gewebe das Hormon mit Hilfe eines (aufgrund eines Gens auf dem X-Chromosom gebildeten) Androgenrezeptor-Proteins aufnehmen können. Im Falle des Androgenresistenz-Syndroms ist das Gen auf dem X-Chromosom beschädigt. Ich frage mich, ob dieser Defekt vielleicht auch lediglich einen Teil der Körpergewebe betreffen kann, so dass manche von ihnen Rezeptoren besitzen, die das Protein aufnehmen können, andere Gewebe aber, z. B. die Genitalien, nicht. Wahrscheinlich haben wir es hier mit einer sogenannten »Mosaikpathologie« zu tun (Angier hat ihr entspechendes Buchkapitel »Die musivische Vorstellungskraft« überschrieben). Mein zweiter Fall, Jo, schien einen partiellen Rezeptorenverlust zu illustrieren, denn Jo war sehr maskulin.

Jo wurde nach ihrer Geburt nicht operiert, weil die Anomalie erst entdeckt wurde, als sie 18 Jahre alt war. Sie war ein männlich wirkendes, außerordentlich kräftiges Mädchen und feierte als Athletin landesweite Erfolge. Sie war buchstäblich stark wie ein Mann und aufgrund ihrer sportlichen Karriere durchaus mit sich zufrieden. Doch ihre Mutter machte sich Sorgen, weil Jo noch immer nicht menstruierte. Schließlich wurde das Androgenresistenz-Syndrom diagnostiziert; anschließend führte man eine »Leistenbruchoperation« durch. Die Verschwörung war total, denn die Ärzte besprachen die Situation zwar mit der Mutter, ließen aber Jo selbst in Unkenntnis – man wollte sie nicht beunruhigen!

Doch nach der Operation verlor sie ihre Kraft. Sie musste sportliche Niederlagen einstecken und entwickelte eine psychotische Depression, von der sie sich wieder erholte. Sie begab sich in Psychotherapie, um mit ihrem sportlichen Niedergang und ihrer Wut fertig zu werden. Zugleich verspürte sie einen starken Drang, Bibliotheken zu besuchen: Sie wollte herausfinden, was mit ihr nicht stimmte. Als sie auf die testikuläre Feminisierung und das Androgenresistenz-Syndrom stieß, stellte sie ihre Mutter zur Rede.

In der Therapie gab sie sich große Mühe, um sich über ihre Situation klar zu werden. Schließlich konnte sie die Endokrinologen, bei denen sie in Behandlung war, überzeugen, ihr anstelle des Östrogens Testosteron zu verschreiben, denn sie wollte versuchen, sportlich wieder Fuß zu fassen. Ohnehin gefiel es ihr besser, männlich zu sein. Sie berichtete mir, dass die Ärzte Bedenken wegen der langfristigen Nebenwirkungen einer Testosteronbehandlung hätten. Damals fürchtete man, dass sie einer Krebserkrankung Vorschub leisten könnte.[10] Jo war bereit, das Risiko einzugehen.

10 Ironischerweise vermutet man heute, dass das Östrogen unter Umständen, je nach Gen-

In seinem Buch *Auf den Leib geschrieben. Die Inszenierung der Geschlechter von der Antike bis Freud* bezeichnet Thomas Laqueur (1992 [1990]) Galens Sichtweise als »phallozentrisch«, weil sie dem männlichen Muster Priorität zuschreibt und das weibliche unter diesem Blickwinkel erläutert (vgl. Angier 2000 [1999], S. 76). Jeder Fötus besitzt ein sowohl männliches als auch weibliches Entwicklungspotential. Wenn aber die Hoden kein Anti-Müller-Hormon produzieren, reift ein weiblicher Fötus heran. Freud ging, so Raphael-Leff und Perelberg (1997), von dem Grundsatz aus, dass »wir im Unbewussten, unberührt von unserem Körper, psychisch bisexuell sind; wie Miltons Geister können wir psychisch jedes Geschlecht oder beide zugleich auch annehmen« (S. 237). Wir können dies sowohl auf die embryologischen Frühstadien und auf die Möglichkeit uneindeutiger geschlechtlicher Entwicklungen als auch auf die Verkörperlichung der Psyche beziehen. Jane, Miss J. und Jo »wussten«, dass sie Männer hätten sein sollen. Jane und Miss J. wurden »wie Frauen«, während Jo es vorzog, kräftemäßig »wie ein Mann« zu sein, auch wenn sie anatomisch wie eine Frau sein musste.

Einige Jahre vor der Jahrtausendwende, 1995, veranstaltete die British Association of Psychotherapists (BAP)[11] in London eine Tagung zu dem Thema »A Century of Sex«. Ich wurde zusammen mit Elphis Christopher, einer Ärztin und jungianischen Psychotherapeutin, eingeladen, auf dieser Veranstaltung zur Feier von Freuds Werk und seiner Bedeutung für die Entwicklung unseres theoretischen und klinischen Verständnisses zu sprechen. Ich beschloss, über das Thema »Bisexualität – ein universales Phänomen« zu referieren. Rückblickend betrachtet, war der Blickwinkel meines Beitrags gleichermaßen eng wie extrem. Ebenso wie man von jenen AIS-Patientinnen mit extremer körpergeschlechtlicher Entwicklung vieles lernen kann, regte auch die Feminisierung mancher homosexueller Männer, die sich in der Portman Clinic vorstellten, mein Interesse und meine Phantasie an. Damals, noch vor der um die Jahrtausendwende zu verzeichnenden kulturellen und gesetzlichen Veränderungen, war die Anzahl dieser Patienten höher als heute, und häufig lernt man dank solcher Extremfälle, auch die eher gewöhnlichen Patienten besser zu verstehen. Elphis Christopher gab auf der Tagung eine wesentlich breiter angelegte

profil, karzinogen wirken könne. Aus diesem Grund wird es mit größerer Zurückhaltung verschrieben.

11 Seither hat sich diese Organisation gespalten in die British Psychoanalytic Association, eine Zweiggesellschaft der Internationalen Psychoanalytischen Vereinigung, und die Psychotherapiesektion, die sich mit anderen Organisationen zur British Psychotherapy Foundation (BPF) zusammengeschlossen hat.

historische Übersicht, die gleichwohl an das Thema »Universalität« anknüpfte. Im Anschluss daran stellte sie eine Paartherapie vor, in der die Bisexualität ebenfalls im Mittelpunkt stand. Sie erinnerte zunächst daran, dass das 20. Jahrhundert mit einer epidemischen Ausbreitung von Geschlechtskrankheiten, insbesondere der Syphilis, begonnen und mit der AIDS-Krise geendet hatte; dass Abtreibungen bei sogenannten Engelmacherinnen weit verbreitet waren und die Pille es den Frauen ermöglicht hatte, ihre Sexualität in höherem Maß selbst zu bestimmen. Dennoch war am Ende des Jahrhunderts, in dessen ersten Jahrzehnten während zweier Weltkriege Millionen Menschen ihr Leben verloren hatten, eine Bevölkerungsexplosion zu verzeichnen. Die äußeren Faktoren bleiben in Bezug auf die Sexualität die Realität. Elphis Christopher berichtete von ihren Erfahrungen als Ärztin und Beraterin für Familienplanung und erläuterte, dass die vaginale Untersuchung Gelegenheit gebe, auch die unbewussten Vorstellungen, die Frauen von ihrer Sexualität haben, zu verstehen. Abschließend berichtete sie von einem Paar, das kein Interesse mehr am Sex hatte. Der Mann war zudem impotent geworden. Ihrer Ansicht nach war die Frau allzu eng an ihren Animus, das Maskuline, gebunden, während der Mann stärker mit seiner weiblichen Anima identifiziert war. Beide überwerteten das Männliche und griffen das Weibliche an. Es galt also, die Vereinbarung zwischen weiblichem und männlichem Prinzip wiederherzustellen, die Konjunktion, wie Jung sie genannt hat. Dieser Vorgang vollzog sich in der Therapeutin, indem sie die Charakteristika der vier Elternteile verarbeitete und einen inneren Geschlechtsverkehr zwischen einem Vater und einer Mutter zuließ, denen es gelungen war, die Zerstörung bzw. Verführung durch den Mann und die Frau zu überleben. Zuvor schon hatte Christopher in ihrem Vortrag die »Vaterschaft« Freuds und die »Mutterschaft« Melanie Kleins sowie weiterer Analytikerinnen an der Psychoanalyse erläutert.

Meinen eigenen Vortrag leitete ich mit einer Diskussion der Schwierigkeiten ein, die das Thema Sexualität aufwirft. Ich zitierte Laplanche und Pontalis (1973 [1967]), die über Männlichkeit und Weiblichkeit Folgendes schreiben:

> »Die Art, wie das menschliche Subjekt sich zu seinem biologischen Geschlecht stellt, ist der ungewisse Ausgang eines konflikthaften Vorgangs. […] entscheidend für die Würdigung einer Verhaltensweise im Hinblick auf das Gegensatzpaar Männlichkeit–Weiblichkeit sind die dahinter liegenden Phantasien, die allein die psychoanalytische Untersuchung aufdecken kann.« (S. 303)

Ihre Definition der Sexualität ist so breit gefasst, dass sie sämtliche Komponenten sexueller Aktivität, die über die genitale Aktivität oder über die Befriedigung basaler biologischer Bedürfnisse hinausgehen, sowie die Objektwahl abdeckt. »Gender« wird von Laplanche und Pontalis nicht speziell definiert.

»Gender« ist ein biologischer und kein psychoanalytischer Terminus. Er leitet sich von »genus« her, einem Oberbegriff, der allgemeine Eigenschaften, z.B. die Gattung, sowie weitere Differenzierungen, z.B. das Geschlecht, bezeichnet. In manchen Sprachen gibt es männliche, weibliche und – quasi parallel zur Bisexualität – geschlechtsneutrale Substantive. Die Genderidentität wird durch eine Vielzahl multikultureller Phänomene bestimmt. Ralph Greenson (1982 [1968]) zufolge setzt ihre Entwicklung Dreierlei voraus: »[...] das Gewahrwerden der eigenen anatomischen und physiologischen Strukturen – nach Greenacre [...] in erster Linie des Gesichts und der Genitalien; (b) die Zuordnung zu einem bestimmten Geschlecht durch die Eltern und andere wichtige Personen [...]; eine biologische Kraft, die bei der Geburt vorhanden zu sein scheint« (S. 262f.). Diese Kraft, die von Stoller für Transsexuelle beschrieben wurde (Beispiele sind etwa die oben erwähnten AIS-Patientinnen), kann so stark sein, dass sie sowohl der zutage liegenden biologischen Beschaffenheit als auch der Geschlechtszuweisung durch die Eltern zuwiderläuft. Greenson führt noch eine vierte Determinante an, nämlich im Falle des Jungen die Beendigung der Identifizierung mit der Mutter und die Entwicklung einer Identifizierung mit dem Vater, die die Mutter natürlich zulassen muss. Stoller war der Ansicht, dass der unbewusste Wunsch der Mutter, ihr Sohn sei ein Mädchen, zur frühen Entwicklung einer Transsexualität beitragen könne. Ein solcher Wunsch erklärt häufig auch die geschlechtlich mehrdeutige Namensgebung (z.B. Chris, Nicki, Alex usw.).

Birksted-Breen (1993) leitet die von ihr herausgegebene Aufsatzsammlung *The Gender Conundrum* mit einem Freud-Zitat ein: »Es ist unerläßlich, sich klar zu machen, daß die Begriffe ›männlich‹ und ›weiblich‹, deren Inhalt der gewöhnlichen Meinung so unzweideutig erscheint, in der Wissenschaft zu den verworrensten gehören« (Freud 1905d, S. 121, Fn. 1). Dazu Birksted-Breen: »Ebenso wie die Weiblichkeit nahm Freud auch die Bisexualität als etwas Dunkles, Unklares wahr« (Birksted-Breen 1993, S. 231). Insgesamt, so die Autorin, gebe es über die Bisexualität wenig Literatur. Sie widmet ihr den letzten Teil ihres Buches und schreibt einleitend: »Die Bisexualität rückt erneut die Frage nach der Beziehung zwischen Körper und Psyche, zwischen biologischer Bisexualität und psychischer Bisexualität, in den Vordergrund« (ebd., S. 231).

Birksted-Breen beschreibt einen in Freuds Werk angelegten Dualismus, der jedoch nicht bedeutet, dass Freud verwirrt gewesen sei oder dass er seine Meinung geändert hätte; vielmehr wurde dieser Dualismus zum Träger ebenjener Spannungen, die sich während des gesamten 20. Jahrhunderts in der Diskussion über die Sexualität aufbauten. Das Konzept der Bisexualität, so Birksted-Breen, spiegelt den Dualismus wider, »der mitunter die biologische Disponiertheit des menschlichen Individuums ausdrückte und bei anderer Gelegenheit von Freud benutzt wurde, um die Ausgewogenheit von Objektbeziehungen zu beschreiben« (ebd., S. 231).

Birksted-Breen plädiert für eine gewisse Defokussierung in unserem Verständnis von Männlichkeit und Weiblichkeit: »Die Defokussierung bringt [...] den Dualismus der Freud'schen Position am deutlichsten zum Ausdruck. Körper und Psyche hängen miteinander zusammen, aber nicht vollständig, und ihre Unverbundenheit ist schwierig zu fassen« (ebd., S. 5). Ausgehend von der »inhärent bisexuellen menschlichen Natur« sagt sie, dass »das (biologische) Konzept der Bisexualität gleichermaßen bifokal« sei, von Freud aber zudem »unter dem Gesichtspunkt der Identifizierung und der ödipalen Positionen« verstanden werde (ebd., S. 5). Lacan entwickelt diese Überlegung ins Extrem weiter, wenn er behauptet, »dass Männlichkeit und Weiblichkeit von der biologischen Realität unabhängig« seien und »von dem Augenblick der Erkenntnis des Geschlechtsunterschieds an konstruiert werden« (ebd., S. 11). Birksted-Breen betrachtet die Bisexualität also nicht als eine Erklärung, sondern als ein Arbeitsinstrument, das sich in der spannungsreichen Verbindung mit dem Konzept des Ödipuskomplexes als hilfreich erweist.

Diese Überlegungen sind vielleicht für das gegen Ende des vergangenen Jahrtausends herrschende Forschungsklima charakteristisch. Ein ähnlich modernes Verständnis betrifft einen Vorgang, der sich mehrere Jahrzehnte zuvor ereignet hatte, aber tatsächlich erst Mitte der 1990er Jahre, also kurz nach der Veröffentlichung von *The Gender Conundrum*, von den Medien publik gemacht wurde. Er leitet zu meinen eigenen Fallbeispielen über, die ein laszives Element ins Spiel bringen und damit an die Notwendigkeit von Respekt, Diskretion und Vertraulichkeit gemahnen.

Jener Zeitungsartikel, verfasst von Ron Rosenbaum (1995), trug die Überschrift: »Selbst die Frau des Präsidenten der Vereinigen Staaten musste sich nackt ausziehen«. Rosenbaum erzählt die Geschichte des Anthropologen W. H. Sheldon, der bis 1969 das Institute for Physique Studies der University of Columbia leitete und 1954 einen *Atlas of Men* (»Atlas der Männer«) veröffentlichte. Sein Anschlussprojekt, ein »Atlas der Frauen«, stand laut Rosenbaum unter keinem guten Stern. Studierende beiderlei Geschlechts waren nackt fotografiert und katalogisiert worden, bis Sheldons Vorgesetzte schließlich begriffen, dass dies »unüberwindbare psychische Probleme« nach sich ziehen konnte. Sie verweigerten ihm die Genehmigung, weitere Nacktfotos von Frauen anzufertigen. Die vorhandenen Negative wurden schließlich zu Forschungszwecken freigegeben, und Rosenbaum bemühte sich, seinen Blick lediglich auf die Gesichter zu richten. Er erkannte einen entscheidenden Unterschied zwischen Männern und Frauen: Die Männer blickten unsicher oder selbstvergessen drein, während die Frauen zutiefst unglücklich wirkten und die Situation offenbar als quälend empfanden. Sie grimassierten und brachten ihr Unbehagen und ihre Verärgerung klar zum Ausdruck. Die Negative veranlassten Rosenbaum zu der Überlegung,

> »dass hier ein faszinierender Unterschied zutage trat, eine Art Lichtpolarisationstheorie von Laszivität und Privatsphäre, die das Negativbild des nackten Körpers vom Verdacht der Grenzüberschreitung, von der das Positiv des Bildes zeugen könnte, losspricht. Dieser Theorie ist eine intuitive Logik inhärent, auch wenn das Phänomen der Körperhaltungsfotos Sheldons zeigt, wie fragil die Unterscheidungen sind, die wir zwischen sanktionierten und verbotenen Bildern vom Körper treffen.«

Ich halte diese Gedanken für ausgesprochen interessant, weil der Rekurs auf das Sehen und auf die Physik des Lichtes meiner Ansicht nach das Verständnis der Sexualität und des Geschlechtsunterschieds erleichtert. Meine favorisierte Theorie der Perversion ist im Grunde Hans Sachs' (1923) Überlegung, dass die hochspezifischen Details einer jeden Perversion in der Pubertät durch ein Lichtprisma, genannt Ödipuskomplex, gebrochen werden, so dass ihre frühkindlichen Wurzeln nicht mehr freigelegt werden können – es sei denn durch die mühsame, langwierige Arbeit einer Psychoanalyse oder Psychotherapie, die z. B. Joyce McDougall (1972) wunderbar beschrieben hat.

Es geht aber nicht allein, wie Rosenbaum anzudeuten scheint, darum, dass Frauen und Männer verschieden sind. Bei den jungen Menschen, die an der Columbia University fotografiert wurden, handelte es sich um unauffällige, gesunde junge Studierende. Die Patienten, die ich hier vorstellen möchte, sind ausnahmslos Männer, die sich in ihrer Phantasie auf diese oder jene Art als weiblich identifizieren. Diese femininen Identifizierungen treten explizit im psychoanalytischen Setting, aber auch im Verhalten der Patienten zutage, und zwar nicht selten in Form einer exhibitionistischen Feindseligkeit gegenüber Frauen. Ich zitiere noch einmal Birksted-Breen (1993):

»Unter einem psychoanalytischen Blickwinkel betrachtet, ist die zugrunde liegende Phantasie ausschlaggebend dafür, ob ein Verhalten männlich oder weiblich ist. Der Phantasie aber dient der Körper als Grundlage; sie inkorporiert körperliche Eigenschaften und Empfindungen. Männlichkeit und Weiblichkeit zu verstehen bedeutet, dieses Zusammenspiel zu verstehen, also die Defokussierung zu tolerieren.« (S. 38)

In seinem Aufsatz »To the limits of hetero-sexuality: the vagina-man«, der ebenfalls in Birksted-Breens Reader enthalten ist, beschreibt Limentani (1993 [1984]) Männer, deren scheinbare Heterosexualität dunkle Bereiche birgt (eine Anspielung auf Freuds »dunklen Kontinent«, die Weiblichkeit). Er verweist auf eine auffällige orale Betonung ihrer Promiskuität und deckt den geheimen Wunsch, eine Frau zu sein, auf. Dieser geht mit tiefem Neid auf alles Weibliche einher. Limentani bezeichnet den Vagina-Mann als den Gegenpart zur phallischen Frau, dem Objekt seiner Wahl. Nach Limentanis Meinung war die »größere Freiheit, mit der sowohl Männer als auch Frauen ihren Wunsch, die Geschlechtergrenzen zu überschreiten, äußern, der Bewusstmachung von Phantasien zuträglich, die zuvor verleugnet, unterdrückt und verdrängt wurden« (S. 274).

Limentanis Appell an die Psychoanalytiker, aus der Erforschung der Transsexualität eine Lehre zu ziehen, ist auch heute noch relevant, wenngleich das Internet die Situation möglicherweise verbessert hat: »Müssen wir nicht davon ausgehen, dass viele Männer, um der Angst vor der Kastration und vor allem vor der Verstümmelung ihres Körpers auszuweichen, eine perverse Phantasie hegen, dem anderen Geschlecht anzugehören?« (S. 276)

Die Portman Clinic bietet Sprechstunden für Patienten mit Störungen der Geschlechtsidentität an. Was empfinden solche Menschen beim Anblick der geschlechtsspezifischen Kennzeichnung der Toilettenräume, an denen sie gleich hinter dem Eingang, noch bevor sie zur Rezeption gelangen, vorbeilaufen müssen?[12] Dies alles ist Teil einer Realität und einer gesellschaftlichen Kultur, die auch in das psychoanalytische Setting eingegangen ist. (Allerdings tritt diese Praxis zugunsten der Rechte von Menschen mit Behinderung zunehmend in den Hintergrund, so dass in öffentlichen Einrichtungen mittlerweile häufig großzügig geschnittene Unisex-Toilettenräume zur Verfügung stehen.)

12 Mittlerweile haben die LGBT-Initiativen bewirkt, dass viele Organisationen Geld investierten, um die geschlechtsspezifischen WC-Bezeichnungen entfernen zu lassen und Unisex-Toiletten einzurichten.

In der Vergangenheit hat ein Patient es einmal nicht bis zur Rezeption geschafft. Er machte auf dem Absatz kehrt, nahm aber den nächsten Termin wahr. Der im Folgenden beschriebene transvestitische Patient, Mr. H., erschien in Frauenkleidung, was an der Portman Clinic nicht häufig vorkommt – ein insofern ermutigendes Phänomen, als die meisten Patienten, die uns aufsuchen, offensichtlich schon in der Lage sind, das Problem zu verbalisieren, statt es zu agieren. Ob jener Patient Frauenunterwäsche trug, ist mir nicht bekannt.

Im Übrigen haben die Behandler an der Portman Clinic ihre Patienten nie mit Handschlag begrüßt oder verabschiedet, weil das Händeschütteln auch eine geschäftsmäßige Vertrauensbekundung darstellt, die spezifische Pathologie jener Patienten aber immer ein Element der Täuschung enthält. Dies hat viele Patienten sehr geärgert und bildete oft die Grundlage des zweiten Beratungsgesprächs. Weil ihre Ängste durch kein Händeschütteln beschwichtigt wurden, waren sie dem häufig sehr schwierigen psychoanalytischen Prozess sogar zuträglich, konnten aber für diese narzisstischen Persönlichkeiten extrem schmerzvoll sein. Mr. H. genoss es, in der Damentoilette zu verschwinden und die Dame am Empfang zu provozieren. Er wurde von seiner Angst überwältigt, während Mr. G., auf den ich in der zweiten Fallgeschichte zu sprechen komme, die Angst kontrollieren konnte und seine unbewusste Feindseligkeit gegenüber Frauen zum Ausdruck brachte. Der Narzissmus ist mühelos erkennbar, auf andere Menschen wird keinerlei Rücksicht genommen. Das Unbehagen der Empfangsdame ist eine Reaktion auf diesen unbewussten Angriff.

Fallgeschichten

Der Patient, Mr. H., trug zu engen Jeans und einer Lederjacke wallendes, leuchtendrotes Haar, lange angemalte Fingernägel und Augen-Makeup. Wie erwähnt, begab er sich auf die deutlich gekennzeichnete Damentoilette, worauf die Mitarbeiterin am Empfang verärgert reagierte. Der Arzt, von dem er überwiesen worden war, hatte ihm einen einzeiligen Begleitbrief sowie eine Kurzversion der Anamnese mitgegeben, die von einem weiteren Kollegen verfasst worden war. Ganz offensichtlich machte dieser Patient es seinem Gegenüber nicht leicht.

Mr. H. wich meinem Versuch, seinen Regelverstoß (im Grunde ein Angriff auf die Gefühle der Empfangsdame) zu deuten, aus. Er beendete unser Gespräch nach nur 20 Minuten, indem er mir empört erklärte, sich an eine Genderidentitätsklinik wenden zu wollen, die auch Geschlechtsangleichungen anbot. Die Spannung, die wir beide empfanden, ließ mich vermuten, dass ich ihn nie wiedersehen würde, doch ein Jahr später tauchte er erneut auf. Diesmal brachte er ein Gutachten von der anderen Klinik mit, in dem es hieß, dass er sich nicht operieren lassen wolle, aber daran interessiert sei, seiner Verwirrung in einer Psychotherapie auf den Grund zu gehen. Er trug nun schwarzes Haar und wirkte geschlechtsneutraler als bei seinem ersten Auftritt. Er betonte, dass er ein Kunststudium aufgenommen habe und das College seine extravagante Erscheinung nicht nur toleriere, sondern sogar fördere. (Dies erinnerte mich an eine Freundin, eine Kunstlehrerin, die sich mit einem ähnlichen Studenten auseinandersetzen musste und ebenso wie all ihre Kolleginnen das Gefühl hatte, dass ihnen nichts anderes übrig bliebe, als ihn direkt nach Abschluss seines Studiums zum Dozenten zu ernennen!) Mr. H. wirkte weniger ängstlich als bei unserem ersten Termin und war bereit, über seinen Hintergrund zu sprechen. Während unseres ersten Gesprächs hatte er immer wieder einen tiefen Schluck aus seiner großen Wasserflasche genommen, diesmal aber hielt er zwar eine kleine Flasche in der einen und eine Banane in der anderen Hand, verzichtete aber aufs Essen und Trinken.

Er war mittlerweile 23 Jahre alt. Aufgewachsen war er bei einem strengen Vater, mit dem sich die Kinder nicht identifizieren konnten, weil er sie in Angst und Schrecken versetzte. Mr. H. schilderte eine Szene am Mittagstisch. Niemand sagte ein Wort. Er selbst aß nichts und war vor Angst wie gelähmt. In Panik wartete er darauf, dass jemand mit seinem Besteck ein kratzendes Geräusch auf dem Teller machen würde. Als er diese Erinnerung schilderte, zuckte er immer wieder sichtbar zusammen. Aber er hatte seine oralen Bedürfnisse nicht nur besser unter Kontrolle, sondern gab auch eine Angst zu erkennen, die ihm den Appetit raubte.

Die Wasserflasche, die Banane und sein Gebaren insgesamt ließen keinen Zweifel an seiner Bedürftigkeit. Ebenso offensichtlich aber war seine ambivalente Einstellung zur Abhängigkeit. Auf mich wirkte seine Gesamterscheinung wie eine Reinszenierung der oben beschriebenen Situation am Familientisch – auch wenn nun er selbst das Kratzen des Bestecks auf dem Teller verkörperte. Als Frau gekleidet, mit der Banane in der Hand, brachte er das Ausmaß seiner Geschlechtsidentitätsstörung und den prä-ödipalen Charakter seines Problems unverhohlen zum Ausdruck. Gleichzeitig rief er in meiner Gegenübertragung vermutlich das gleiche Gefühl hervor, das er selbst als verängstigter kleiner Junge am Familientisch empfunden hatte. Seine äußere Erscheinung und seine klagende Art zu sprechen erinnerten mich an die sexualisierte Aggression einer lamentierenden Hysterikerin.

Die verzweifelte Bedürftigkeit, die Mr. H. abwehrte, indem er unser erstes Gespräch nach zwanzig Minuten beendete und erst ein Jahr später zurückkehrte, ist ein Beispiel für Glassers »Kernkomplex«. Als solchen bezeichnet Glasser einen Wunsch nach Vereinigung, dessen sich abzeichnende Erfüllung jedoch augenblicklich Vernichtungsangst und das Bedürfnis weckt, sich zurückzuziehen. Die Entwicklung einer Perversion ist in diesem Kontext ein Versuch, sich von der mit Vernichtung drohenden Mutter unabhängig zu machen. (Wo war Mr. H.s Mutter, als sein Vater so furchterregend auftrat?)

Der Patient lebte zur Zeit unseres Gesprächs mit einer jungen Frau zusammen, die sein Bedürfnis, hin und wieder mit jungen Männern durchzubrennen, zu tolerieren schien (oder es verleugnete). Die homosexuellen Begegnungen verwirrten ihn. Er verstand sie als eine Art Experiment und ließ keinen Zweifel daran, wie wichtig seine Freundin für ihn war. Wir besprachen die Behandlungsoptionen. Am meisten interessierte ihn eine Gruppe für Transsexuelle, doch da die anderen Patienten aus dieser Gruppe mehrheitlich bereits operiert waren, hielt ich es für geraten, ihm einen Platz in einer von mir geleiteten Gruppe für gemischte Perversionen anzubieten – unter der Voraussetzung, dass die Gruppenmitglieder ihn tolerierten. Was dann geschah, berührte mich tief. Nachdem er die erste Gruppensitzung hatte ausfallen lassen, tauchte er in Reaktion auf einen Brief, den ich ihm geschrieben hatte, unmittelbar vor der nächsten Sitzung bei mir auf. Wir bearbeiteten seine Angst, und er schaffte es, in verhältnismäßig ruhigem, reflektiertem Zustand an der Gruppensitzung teilzunehmen. Er machte einen engagierten Eindruck und wurde gut aufgenommen. Ein Kollege, der wegen eines weiteren neuen, bekanntermaßen zur Gewalt neigenden Patienten bereitstand, sah Mr. H. hereinkommen und ließ später eine Bemerkung über sein »gelbes Haar« fallen. Ich war überrascht. Verglichen mit dem Bild, das er bei unseren ersten Gesprächen abgegeben hatte, sah dieser Patient in meinen Augen mittlerweile fast »normal« aus, nachdem er seine Angst und sein Bedürfnis zu agieren nun zumindest so weit unter Kontrolle hatte, dass er Hilfe annehmen konnte.

Auf der oben erwähnten BAP-Tagung wollte ich zunächst das Camp-Konzept erläutern und im Anschluss daran zwei homosexuelle Patienten vorstellen. Interessant und schwer fassbar, eingebunden in die Geschichte der Homosexualität, deren einstmalige Illegalität die Verwendung eines »Codes« erzwang, ist Camp laut Susan Sontags Essay »Anmerkungen zu ›Camp‹« (Sontag 1982 [1962]) »eine Erlebnisweise *[sensibility]*, die [...] eine Variante des Intellektualismus, doch kaum identisch mit ihm« (S. 322) ist. Die ganze Geschichte zu erzählen würde den Rahmen dieses Buches sprengen. Gleichwohl kam mir die Redewendung »to have a foot in both camps« [»einen Fuß in beiden Lagern haben«] als Bild für ambivalente Gefühle in den Sinn. Sontag lässt ihrer Definition eine Warnung folgen: »Über Camp reden heißt [...] es verraten. Wenn der Verrat gerechtfertigt werden kann, dann wegen der Erbauung, die er verschafft, oder wegen der Erhabenheit des Konflikts, der damit gelöst wird« (ebd., S. 322). In ebendiesem Sinn stelle ich meine Fallgeschichten vor.

Damals interessierten die Mitarbeiter der Portman Clinic sich für Nancy Chodorows Infragestellung der Heterosexualität als »Norm« (Chodorow 1992). Ihr Ansatz wirkte befreiend und diskussionsfördernd. Wir gelangten zu der Schlussfolgerung, dass jeder Mensch über ein gewisses Maß an Homosexualität verfügen müsse, um funktionieren zu können. So gesehen, ist die Heterosexualität eine Entwicklungserrungenschaft und das Ergebnis eines Kampfes, der schwieriger ist als das Festhalten an der Homosexualität. Wie so häufig, ist auch die Homosexualität auf einem Kontinuum zu sehen, so dass man fragen kann, wie homosexuell jeder von uns bleibt. In jener sehr hilfreichen Diskussion ging es nicht darum, die Ursachen der Homosexualität zu definieren. Dies zu klären ist, zumal in Anbetracht der oben erläuterten Grundlagen unserer biologischen Sexualität, wesentlich schwieriger.

Als problematisch erweist sich im psychoanalytischen Setting die Interaktion zwischen der negativen Übertragung, die in der Doppeldeutigkeit von »Camp« und in der Illusion der verzerrten Realität enthalten ist, und der negativen Gegenübertragung. Wenn sie unbearbeitet bleibt, wird sie den therapeutischen Prozess unmittelbar beeinträchtigen.

Mr. G.

Mr. G., Analysepatient, behauptet, homosexuell zu sein, hat aber mit Mitte Dreißig noch keinerlei sexuelle Erfahrung. Er ist extrem narzisstisch, wirkt nicht besonders camp, gibt sich aber sehr theatralisch. Es war Herbst, und die Dunkelheit machte ihm Angst. Aus irgendeinem Grund widerstrebte es mir, das Licht anzuschalten. Er sagte: »Es wird Sie nicht unbedingt begeistern, mich im Mondlicht zu erblicken. ›*La Bohème*, Erster Akt.‹ Abgesehen davon, dass Sie dann Adolpho wären und ich Mimi. Er zieht die Vorhänge zurück, erblickt sie im Mondlicht und ist hingerissen. Sehr romantisch.« Mr. G. preist die Romantik und entwertet sie zugleich. In anderen Situationen ist er Brünhilde aus Wagners *Walküre*. Einmal sang er mir sehr ruhig und bewegend eine Arie aus dem Zweiten Akt vor (doch womöglich ist es eine Illusion zu glauben, dass er jemals für einen anderen Menschen als für sich selbst gesungen habe). Anschließend assoziierte er zu seiner Mutter, die ihm Kinderlieder und alte

Schlager vorsang, als er klein war. Wie sehr sehnt er sich noch heute danach! Seine Identifizierung mit der Mutter als einzige Möglichkeit, ihr nahe zu bleiben, findet Ausdruck, wenn er singt, doch gewöhnlich singt er nur an seinen einsamen Wochenenden und nur für sich selbst.

Mr. G. wuchs in einer liebevollen Familie zusammen mit einem jüngeren Bruder auf. Die meisten Menschen erleben früher oder später die Ankunft eines Geschwisterkindes und bewältigen sie je nach Persönlichkeit und Resilienz. Für Mr. G. blieb es stets unbegreiflich, weshalb seine Eltern, als er vier Jahre alt war, den Wunsch oder das Bedürfnis hatten, einen weiteren Sohn zu bekommen. Der Bruder ist mittlerweile verheiratet und hat Familie. Mr. G. blieb in seiner eigenen, isolierten Welt der Bücher und der Musik – identifiziert mit der Diva, beruflich erfolgreich, aber beziehungsunfähig. Er neigte zur Melancholie, war oft sehr niedergeschlagen und äußerte gelegentlich Suiziddrohungen. Ein Lichtschimmer schien sich abzuzeichnen, als er beschloss, eine streunende Katze aufzunehmen. Die Liaison endete jedoch nach nur wenigen Tagen, weil er seinen Neid auf die Katze, die das Glück hatte, von ihm gefüttert und geliebt zu werden, nicht ertrug – ein typisch mütterliches Dilemma. Nach mehr als zehnjähriger Analyse begann er zu überlegen, ob er weitere zehn Jahre bleiben oder die Behandlung beenden sollte. Er ging, und ich fragte mich, was aus ihm werden würde.

Melanie Klein hat in *Neid und Dankbarkeit* Ursachen der Homosexualität beschrieben, die mich an Mr. G. und seine Katze sowie an mögliche Zusammenhänge mit einem frühkindlichen oralen Problem denken lassen:

> »Auch bei Männern spielt der Neid auf die Mutterbrust eine sehr wichtige Rolle. Wenn er sehr stark ist und infolgedessen die orale Befriedigung beeinträchtigt, werden der Haß und die Ängste auf die Vagina übertragen. […] Eine gestörte Beziehung zur Brust und später zur Vagina zieht mannigfache Konsequenzen nach sich, etwa eine Beeinträchtigung der sexuellen Potenz, ein zwanghaftes Bedürfnis nach genitaler Befriedigung oder Promiskuität und Homosexualität. Eine der Ursachen für das durch die Homosexualität geweckte Schuldgefühl ist offenbar die Phantasie, sich im Haß von der Mutter abgewandt und sie durch das Bündnis mit dem väterlichen Penis und dem Vater verraten zu haben.« (Klein 2000 [1957], S. 318)

Mr. P.[13]

Wie so viele homosexuelle Männer, die sich in Behandlung begeben, ist auch Mr. P. depressiv. Der Nationale Gesundheitsdienst hat eine vierjährige Psychotherapie mit jeweils einer Wochensitzung genehmigt. Mr. P. ist Mitte Vierzig und führt eine unglückliche, sadomasochistische Beziehung zu einem alkoholkranken, impotenten Mann. Er selbst identifiziert sich voll und ganz mit Elizabeth Taylor, deren Filme er immer wieder anschaut. Er muss ständig daran denken, dass sie »in den letzten Zügen liegt«, und listet die Namen anderer sterbender Stars auf. Er kleidet sich machohaft camp. Zu eleganten schwarzen Hosen trägt er allzu eng sitzende schwarze Schuhe, weiße Socken aus einem glänzendem Material, ein weißes Hemd und einen grünen Anorak. Sein Haar ist glatt gegelt, der Teint wirkt wie blank poliert. Mr. P. ist stark parfümiert. Ich denke, dass er wie ein Pfau aussieht. Wahrscheinlich liegt es an der Art, wie er mit klappernden Absätzen einherstolziert. Einmal rauschte er ins Behandlungszimmer und schwenkte einen sehr langen Regenschirm mit scharfer Spitze, so dass ich Angst bekam. (Ich habe mich oft darüber gewundert, dass Regenschirme in psychiatrischen Kliniken und ähnlichen Einrichtungen, in denen man lange Wege zwischen den Gebäuden zurückzulegen hat, im Sinne der Sicherheitsbestimmungen nie als Waffe gelten.) Er lächelt aggressiv – ein Widerspruch in sich, der aber häufig eine tiefe emotionale Ambivalenz in Beziehungen illustriert. Er beklagt sich unaufhörlich, so dass der Inhalt gegenüber der Destruktivität unwichtig wird. In der Übertragung wiederholen sich die Streitigkeiten, die er mit seinem Partner austrägt.

Aber Mr. P. ist »unschuldig«. Kokett äußert er seinen Abscheu vor der Schwulenszene und ist unfähig, der Realität ins Auge zu sehen, dass er Sex mit Männern hat, die an seiner Tür anklopfen. Dass er sein Sexualverhalten oder zumindest seine Triebbedürfnisse verleugnet, lässt mich an eine Anorektikerin denken, die sich in den präpubertären Zustand zurückversetzt, um Sexualität zu vermeiden. Mr. P. konsumiert Amphetamine in hohen Dosen. Er hätte gern geheiratet, aber sein Vater verhielt sich gegenüber der Mutter, von deren Untreue er als Kind schon wusste, so besitzergreifend, dass er zu der Überzeugung gelangte, sich niemals an eine Frau zu binden – das Risiko, sie zu verlieren, er-

13 Mr. P. war der Forschungspatient, der mir an der Portman Clinic im Rahmen eines langjährigen »Gewaltworkshops« zugeteilt worden war. In diesem Projekt untersuchten wir die Unterschiede zwischen selbstschützender (rücksichtsloser) Gewalt und sadomasochistischer Gewalt.

schien ihm zu hoch. Als er sich zum ersten Mal in einen Mann verliebte, erging es ihm genauso. Er fand die Gefühle unerträglich, weil er einfach »alles wollte« (ein Beispiel für die Unersättlichkeit weiblichen Verlangens). In der Übertragung zeigte sich dies, wenn er klagte, dass die Behandlung nie enden würde, weil er von mir nicht bekäme, was er bräuchte. Als wir aber nach drei Jahren darüber sprachen, die Therapie ein weiteres Jahr später zu beenden, brach er praktisch augenblicklich ab.

Mr. P.s Erscheinung war nicht nur »campy«, sondern zeugte auch von einem Bedürfnis nach innerer und äußerer Reinheit, das in Verbindung mit dem Wunsch, »unschuldig« zu bleiben, sein überaus strenges, verfolgendes, quälendes Über-Ich zu erkennen gab. Er war genötigt, in seinem Ich eine tiefe Spaltung zwischen dem, was er tat, und dem Wissen um sein Tun aufrechtzuerhalten. Mein schwierigstes Problem bestand darin, seine durch die »Schüchternheit« verzerrten Affekte einzuschätzen, die einander in zahlreichen Schichten überlagerten. Er besaß zwar ein »geschärftes Bewusstsein für bestimmte Komplikationen der menschlichen Gefühle« (Babuscio 1978, S. 18), doch dieses Gewahrsein war narzisstisch determiniert. Auf einer anderen Ebene wirkte er stumpf und isoliert, ohne Zugang zu authentischen Gefühlen. Er war ein Mann, der vorgab, eine Frau zu sein, genauer: eine schüchterne, ängstliche, aber erregte Jungfrau. Ich habe die Adjektive »unschuldig« und »Schüchternheit« hier mit Anführungsstrichen versehen. Susan Sontag schreibt: »Camp sieht alles in Anführungsstrichen: nicht eine Lampe, sondern eine ›Lampe‹; nicht eine Frau, sondern eine ›Frau‹« (Sontag 1982 [1964], S. 327). Die Auswahl ihrer Beispiele ist auch deshalb interessant, weil Mr. P. eine »Lampe« in Gestalt einer »Frau« besaß. Als sein Partner ihm ein zweites Exemplar dieser Lampe schenkte, damit die beiden ein Paar bilden konnten, wies er es zurück, weil er es nicht selbst ausgesucht hatte. »Camp in Personen oder Sachen wahrnehmen heißt die Existenz als das Spielen einer Rolle begreifen. Damit hat die Metapher des Lebens als Theater in der Erlebnisweise ihre größte Erweiterung erfahren« (ebd., S. 327).

Die Schüchternheit, die ich in meiner Gegenübertragung als irritierend provokative Naivität wahrnehme, betrifft die inauthentischen Affekte. Die eigentlichen Affekte sind unzugänglich und können nicht verarbeitet werden. Mr. P. reagiert »schockiert« auf Gay-Witze und Softpornos und ist »schockiert«, als sich herausstellt, dass seine Nachbarin, die er für eine alte Frau hielt, nur ein Jahr älter ist als er selbst. Als »schockierend« empfindet er auch meine Deutungen. Gelegentlich zeigt er echte Gefühle. Wenn er in Wut gerät, wird er kreidebleich, seine Augen verengen sich zu schmalen Schlitzen, sein Mund schäumt. Als er einmal zurückkam, nachdem er mehrere Sitzungen hatte ausfallen lassen, war diese Wut Ausdruck der Projektion seines Gefühls, von mir abgelehnt zu werden. Christopher Bollas (2011) schreibt von »malignen Unschuldigen«, die

> »unbewusst und hysterisch Schindluder mit der Wahrheit treiben [...], lebenslang auf ihrer völligen Unschuld beharren, bestimmte Objekte (Mütter, Väter, ›Männer‹, Homosexuelle usw.[14]) als ewige Schurken bezeichnen und auf das Mitgefühl und unser aller Bedürfnis, an die Notwendigkeit der Unschuld zu glauben, pfeifen«. (S. 167)

Mr. P. familiäre Beziehungen sind kompliziert. Er steht weder seiner Mutter noch seinem Bruder und seinen Schwestern nahe. Sein Vater starb kurz vor Beginn der Therapie; möglicherweise war sein Tod ein Auslöser für den Entschluss, sich in Behandlung zu begeben. Als sein Bruder sich völlig unerwartet das Leben nahm, war Mr. P. niedergeschlagen und fassungslos, aber weniger bestürzt als seine Angehörigen, zu denen er weiterhin Distanz wahrte. Er versuchte, mit seinen Gefühlen fertig zu werden, indem er sich in seiner Wohnung verschanzte und Liz-Taylor-Filme auf Video schaute. »Sie ist für mich viel eher Familie. Eine ›Alltagsfigur‹, ganz anders als mein Bruder«, sagte er. Er benutzte eine Medienfigur, um sich eine »Realität« zu erschaffen, die akzeptabler für ihn war als die schmerzvolle Wirklichkeit.

In diesem Kapitel habe ich über meine klinische Erfahrung mit dem Phänomen der Bisexualität berichtet, das eine universale Grundlage des männlichen wie auch des weiblichen Geschlechts bildet und in einer unendlichen Vielfalt an Kombinationsmöglichkeiten auftritt. Phänomene wie die relativ seltenen Fälle von Intersexualität, Transsexualität und Camp-Homosexualität liegen nicht nur der Genderdysphorie, sondern den Genderpräferenzen aller Menschen zugrunde. Camp ist in historischer Hinsicht wichtig, denn als die Homosexualität noch strafbar war, konnten homosexuelle Interaktionen nur heimlich und kodiert stattfinden. Solche Codes sind doppeldeutig und zutiefst ambivalent. Nebulös und schwer fassbar, eher Empfindung als Affekt, komplizieren sie die therapeutische Beziehung, die den Wahnsinn erforscht und nach Wahrheit und Realität sucht. Der Code ist Teil der Täuschung, durch die der Homosexuelle sein Über-Ich und seine Objekte überlistet, um dem unerträglichen Konflikt zwischen der Angst vor Auslöschung und dem Wunsch nach Verschmelzung, Glassers (2010 [1979]) »Kernkomplex«, ausweichen zu können.

14 Ich ergänze die Aufzählung um mich selbst als Therapeutin.

Die Doppeldeutigkeit dieses Verhaltens und seiner Abkömmlinge zu verstehen erleichtert es, Deutungen zu formulieren, die frei von Verurteilung und Missbilligung sind und die Neutralität des Settings nicht durch Über-Ich-Züge gefährden. Gleichzeitig kann die analytische Arbeit mit Personen wie Mr. G. oder die einstündige psychotherapeutische Behandlung, wie am Beispiel von Mr. P. beschrieben, abwechslungsreich und lebendig sein und in einem gewissen Sinn wesentlich einfacher als die Arbeit mit unlebendigen Homosexuellen, die in ihrem unbewussten Versuch, den lebendigen homosexuellen Selbstanteil unter Kontrolle zu halten, in ihren Zwängen gefangen sind.

Die Traurigkeit der Intersex-Patienten und die tiefe Melancholie, die Transsexuelle vor allem postoperativ oft entwickeln, ist Grund genug, diese Phänomene psychoanalytisch zu erforschen. Dem Transsexuellen kann der Wunsch nach einer Geschlechtsangleichung zur Verkapselung seiner Psychose dienen, die der Behandler kollusiv unterstützt. Die in der Überzeugung vorgenommene Operation, danach dem Gegengeschlecht anzugehören, zieht lediglich einen lebenslangen Wahnsinn generalisierter Art nach sich. Der von Zeit und Zeit »Glückliche« gibt die schädigenden psychischen Folgen zwangsläufig an die nächste Generation weiter, an die Kinder, die sich darauf einstellen müssen, dass ihr Papa zu einer zweiten »Mama« geworden ist.

Von Interesse sind auch Extremfälle, d.h. Patienten, die wegen Straftaten, zumeist Mord, im Hochsicherheitstrakt einsitzen und eine operative Geschlechtsangleichung anstreben. Während andere Patienten sich mit ihren Anwälten über ihre Straftat auseinandersetzen oder mit ihren täglichen Aufgaben, z.B. in der Wäscherei, beschäftigt sind, haben Transsexuelle eine Möglichkeit gefunden, die Behörden in Sachen Menschenrechte herauszufordern: Wo bringt man sie in den nach Geschlechtern getrennten Einrichtungen, die man für diese vulnerable Population heute für angemessen erachtet, am besten unter – bei den Männern oder bei den Frauen? Die Behörden sind offenbar bereit, eine Kollusion mit Verhaltensweisen einzugehen, die in Wirklichkeit zur Verkapselung einer Psychose dienen. Viele Fragen bleiben weiterhin unbeantwortet. Derzeit können wir tatsächlich von »epidemischen« Transgender-Phänomenen sprechen, die bei jungen Menschen eine breite Basis gefunden haben und unbedingt verstanden werden müssen.

6. Kapitel
Mutterschaft: das grundlegende Ziel

Die Vorstellung, dass Sex der Fortpflanzung zu dienen habe, ist natürlich überholt, aber für dieses Buch, das von der Biologie handelt, gleichwohl relevant. Im 2. Kapitel wurde der Pfad der Evolution beschrieben, die durch die im Körperinnern befindlichen und die nach außen gestülpten Geschlechtsorgane den Raum für ein Baby geschaffen hat. Die psychische Repräsentation dieses Raumes erzeugt die Generationenabfolge »Baby in der Mutter in der Großmutter« – eine Erfahrung, die bei der Geburt und im Wochenbett besonderes Gewicht erhält. Wir tun, was unsere Mütter getan haben, orientieren uns an dem, was wir bei unseren Geschwistern sahen, an unseren Körpererinnerungen und den archaischen Einflüssen, die vorangegangene Generation auf uns ausüben.

Ich habe dieses Buch meiner eigenen Mutter gewidmet. Sie war ein Musterbeispiel der Winnicott'schen Reverie. Was Liebe ist, hat sie all ihre Kinder durch ihr Vorbild gelehrt. Ihr ganzes Leben war dem Wohlergehen ihrer großen Familie gewidmet. Aber sie sehnte sich auch nach Bildung, ein Wunsch, dessen Erfüllung ihr wegen des 2. Weltkriegs und seiner Folgen für ihre Herkunftsfamilie, die auf ihre häusliche Mitarbeit angewiesen war, verwehrt blieb. Und natürlich auch deshalb, weil sie eine Frau war. Sie zweifelte an ihrer Fähigkeit, eine gute Mutter zu sein, und hatte das Gefühl, sich ganz und gar auf ihre eigene Erfahrung verlassen zu müssen. Ein Großteil ihrer Schwierigkeiten aber hing vielleicht mit der für jene Zeit typischen Unwissenheit zusammen. Über Sexualität und den weiblichen Körper sprach man nicht. Sie waren im religiösen Sinn sogar schmutzig. Ich erinnere mich daran, dass meine Mutter in den 1950er oder 1960er Jahren nach der Geburt meiner Geschwister von der katholischen Kirche aufgefordert wurde, vor der nächsten Kommunion an einer »Aussegnung« zum Zweck der Reinigung teilzunehmen. Auch hier kommt das Konzept des Abjekts wieder ins Spiel (Perelberg 2015).

Relevant ist noch ein weiteres, außerordentlich paradoxes religiöses Phänomen. In den 1960er Jahren kam die »Pille« als orales Verhütungsmittel auf den Markt. Die katholische Kirche reagierte dermaßen beunruhigt, dass sie eine bereits praktizierte alternative Form der Geburtenkontrolle erforschen ließ, die ihr akzeptabel erschien. Die Bestimmung der »sicheren Tage«, auch »Rhythmus-Methode« genannt, erschien theoretisch vielversprechend, war aber alles andere als verlässlich. Jede Unregelmäßigkeit des Menstruationszyklus und natürlich auch die menschliche Lust an sich untergruben ihre Wirksamkeit. Dass aber die Kirche in einem reaktionären Schritt beschloss, sich über die Funktionsweise des weiblichen Körpers kundig zu machen, war ausgesprochen paradox.

Die Interpretation der Anatomie lässt uns einen Blick auf sämtliche Aspekte der historischen Entwicklung werfen – ob es sich um die Lust handelt, die zu entdecken vielen Frauen so schwer fällt, oder um die Schwierigkeiten, die jede Phase des Reproduktionszyklus mit sich bringt. In der Vergangenheit war die Wahrscheinlichkeit deutlich höher als heute, dass Frauen keine klare Vorstellung von ihrem Körperinnern hatten, sondern es – wie meine Analysepatientin Miss K. (siehe 4. Kapitel) – als kloakengleiches Chaos repräsentierten. Viele Frauen, die sich ein Kind wünschen, sehen sich aus unterschiedlichsten Gründen mit Schwierigkeiten konfrontiert. Die Unfruchtbarkeit hat zahlreiche emotionale Aspekte, Geburten können schwierig und schmerzhaft sein, das Stillen spielt sich nicht immer mühelos ein, und die Herstellung einer Bindungsbeziehung zum Baby kann durch eine Wochenbettdepression beeinträchtigt werden.

Vor vielen Jahren habe ich meinen ersten Artikel verfasst. Er handelte von der Verletzlichkeit junger Mütter und der Möglichkeit depressiver Erkrankungen (Zachary 1986). Ich hatte nicht den durch die Hormonumstellung verursachten Babyblues im Sinn, der oft am dritten Tag nach der Geburt auftritt und im Extremfall in eine organische Psychose münden kann, sondern das tatsächlich scheiternde Bonding und die Unfähigkeit der Mutter, ihr Kind angemessen zu versorgen. Eine solche Entwicklung ist spätestens einen Monat nach der Geburt unverkennbar. Noch hat das Baby seiner Mutter für all ihre Handreichungen kein Lächeln geschenkt. Die Mutter ist ständig übermüdet. Es ist eine schwierige Zeit. Den Anstoß zu jenem Artikel verdankte ich Winnicotts Konzept des moralischen Masochismus: Die Mutter verzichtet auf jegliche Lust, hat an nichts Freude – nicht an ihrem Baby, nicht am Sex, nicht an sich selbst –, sondern hört einzig auf ihr strenges, strafendes Über-Ich und kämpft um Sauberkeit und Kontrolle. Im Mittelpunkt des Beitrags stand Peter Lomas' Überlegung, dass die Mutter neidisch auf das Gute ist, das ihr Baby von ihr bekommt, oder im Falle einer sehr schweren Erkrankung sogar neidisch auf das Gute, das sie wegen des unerträglichen Neides, den es wecken würde, gar nicht erst geben kann. Diese Probleme hängen zwangsläufig mit der eigenen frühen Muttererfahrung der Frau zusammen. Deutlich wurde dies im Falle von Mrs. A. und Mrs.

B. im Cassel Hospital, wo Roger Kennedy, renommierter Autor und Mitherausgeber des Buches, in dem mein Beitrag wiederabgedruckt wurde, das Pionierprojekt einer Familienstation leitete.

Auf der Station wurden Familien aufgenommen, die zumeist nach der Geburt eines Babys einen Zusammenbruch erlebt hatten. Die Väter konnten von der Klinik aus zur Arbeit gehen, ältere Kinder besuchten wie gewohnt die Schule. Bei Bedarf wurde für alle Familienmitglieder eine psychotherapeutische Behandlung angeboten. Vor allem aber wurden die Mütter von den Stationsschwestern bei der Versorgung ihrer Babys unterstützt. Im Einklang mit dem psychoanalytischen Modell ging nach Möglichkeit jeder übers Wochenende nach Hause. (Ich erinnere mich an eine Familie mit nur einer Tochter, die bereits 17 Jahre alt war. Sie galt als die eigentliche Patientin, als neugeborenes Baby sozusagen. Da sie sich von ihren Eltern nicht trennen konnte, wurde sie vorübergehend mit ihnen zusammen aufgenommen. Später wechselte sie – ohne die Eltern – erfolgreich auf eine speziell für junge Erwachsene eingerichtete Station.) Angesichts der heutigen Ressourcenknappheit sind solche Familienstationen nicht länger realisierbar. Im Cassel Hospital wird nur noch eine wesentlich kleinere Anzahl junger Erwachsener behandelt.

Ich habe Mrs. A. so lebhaft in Erinnerung, als hätte ich sie erst gestern gesehen:

> »Sie wirkt sehr zerbrechlich, ist verlangsamt und ständig den Tränen nahe. Erst als sie ihr älteres Kind erwähnt, eine kleine Tochter, wird sie lebhafter. Offenbar ist es ihr sehr wichtig, alles unter Kontrolle zu haben und als Mutter perfekt zu sein. Möglicherweise versucht sie, auf diese Weise ihre Ablehnung der Mutterschaft und die negativen Gefühle, die sie gegenüber den Kindern hegen mag, zu verleugnen. Besonders deutlich zeigt sich dies bei den Mahlzeiten. Sie wird sehr nervös und hat Schwierigkeiten, das ältere Kind anzuleiten und gleichzeitig dem Baby und seinen Bedürfnissen gerecht zu werden. Sie reagiert panisch und würde am liebsten schreien. Dann muss sie sich eine Weile still hinsetzen, um sich zu beruhigen.« (Zachary 1985, S. 74f.)

Meine Erinnerungen an Mrs. B. sind vager. Dennoch erinnere ich mich gut an die explosive Atmosphäre, in der das Paar lebte. Eines Tages fuhr ich mit ihnen zu ihrer Wohnung:

> »Die Beziehung zwischen den Eheleuten ist hitzig, und es fällt schwer, bei ihnen auszuharren, vor allem wenn sie sich streiten – zumal auf einer Autofahrt. Je näher wir dem Haus kamen, desto schwieriger wurde es, und kaum hatte sich

> die Tür hinter uns geschlossen, brach der Streit in voller Lautstärke aus. Derweil wusch Mrs. B. sich unablässig die Hände und befahl ihrem Mann, seinen Bewegungsradius auf bestimmte Teile des Hauses zu beschränken.« (Ebd., S. 83)

Noch ein Wort zu den beiden Ehemännern, die ebenfalls als Patienten ins Cassel Hospital aufgenommen worden waren. Mr. A. war ein liebevoller Vater, der sich verzweifelt bemühte, seiner Arbeit nachzugehen und gleichzeitig seine Frau nach Kräften zu unterstützen. Mr. B. war in höherem Maß Teil der gemeinsamen Pathologie. Dies illustrierte z. B. die oben geschilderte Autofahrt. Er hatte eine aggressive Ausstrahlung und entsprach Kleins Theorie über den männlichen Neid auf die Brust und den Mutterleib. Diese Theorie ergab sich als eine natürliche Weiterentwicklung des Freud'schen Verständnisses weiblicher Sexualität durch Ernest Jones und repräsentiert ein gewisses Gegengewicht zum Penisneid (siehe Klein 2000 [1957]).

Nach Klein haben sich weitere Autoren auf die Mutterschaft spezialisiert. Jan Abram hat eine brillante Untersuchung über Winnicott vorgelegt, vor allem mit seinem Werk *The Language of Winnicott: A Dictionary of Winnicott's Use of Words* (Abram 2007). Estela Weldon (1992 [1988]) ließ in ihrem bahnbrechenden Werk *Mutter, Madonna, Hure* keinen Zweifel daran, dass die Vorstellung einer ausschließlich liebevollen Mutterschaft eine Illusion ist. Sie erläutert ihre Theorie der weiblichen Perversion, der zufolge die Mutter ihren eigenen Körper und den ihres Kindes zu Angriffen auf das Wohlergehen benutzt und auf diese Weise Gefühle zum Ausdruck bringt, die oft unerträglich sind. Der undenkbare Gedanke, dass diejenige, die dem Baby nähersteht als irgendein anderer Mensch, ebendieses Kind misshandeln und missbrauchen könnte, ließ Frauen noch zehn Jahre nach Erscheinen des Buches in dem Hörsaal, in dem Estela ihre Vorträge hielt, in Ohnmacht fallen. Joan Raphael-Leff hat mehrere einschlägige Bücher verfasst, u. a. *Pregnancy: The Inside Story* (1993) und *Spilt Milk: Perinatal Loss and Breakdown* (2000).

In meinem Buch werfe ich Licht auf die Gestalt des weiblichen Körpers, seine Funktionen und seine psychische Repräsentation. Wissen und Bildung können der Hysterie, der Angst und der Unwissenheit entgegenwirken.

Klinisches Material

Die Fallgeschichte von Mrs. S., Mutter zweier Kleinkinder, illustriert einige der in den vorangegangenen Kapiteln erläuterten Theorien. Ein Traum stellt die von der Körpergestalt hergeleitete Konzentrizität der Generationen in der psychischen Repräsentation der frischgebackenen Mutter anschaulich dar. Mrs. S. schilderte diesen Traum in einer Montagsitzung. Sie hatte seit jeher Angst vor Wasser, obwohl sie schwimmen kann und auch ihren Kindern das Schwimmen beigebracht hat. Aber sie fürchtet sich vor dem, was unter der Wasseroberfläche lauern könnte.

> »Der Traum spielte am Mittelmeer. Ihre Kinder drohten zu ertrinken. Doch in dem Traum waren es gar nicht ihre eigenen Kinder, sondern die Kinder ihrer Cousine T. Mrs. S. hatte in dem Traum einen Sohn, der in Sicherheit war. Er sah aus wie ihr Cousin, T.s Bruder. Dann wechselte die Szenerie aufs trockene Land. Diesmal war ihr realer Sohn auch im Traum ihr Kind, aber sie hatte ihn verloren.«

Die Cousine im ersten Teil des Traumes ist die Tochter einer Tante mütterlicherseits. Als die Patientin noch ein Baby war, hatte diese Tante sie manchmal gestillt, wenn die Mutter verreisen musste.

Die entscheidende Assoziation zu dem Traum war ihr gleich beim Aufwachen eingefallen, eine schmerzvolle Erinnerung an den Verlust ihres Vaters. (Er hatte die Familie verlassen, als Mrs. S. noch ein Kind war, und war vor einiger Zeit gestorben.)

Als wir das Traumgeschehen ausführlicher besprachen, assoziierte sie zu der Sitzung am Freitag zuvor. Kurz vor Schluss hatte sie recht beiläufig, aber zum ersten Mal zwei Abtreibungen erwähnt – eine als sie 16 Jahre alt war, die zweite mit Mitte 20. Ich hatte diese neuen Informationen und die Tatsache, dass sie unmittelbar am Ende der Woche damit herausrückte, sehr ernst genommen. Wir sahen in den ertrinkenden Kindern nun das durch die Abtreibungen verloren gegangene Potential, und in dem Kind, das in dem Traum ihr erstgeborenes zu sein schien, sowohl einen Ersatz für den Verlust als auch die Wiederholung des Erlebnisses. Mir fiel die in der Familie und zwischen den Generationen herrschende Konfusion auf, die sowohl ihr Traum als auch ihre Assoziationen zum Ausdruck brachten (ihre Cousine steht für sie selbst, ihr Vater für ihren Sohn) und die ich als einen Versuch verstand, sich von dem Trauma zu distanzieren. Im Traum erlebt sie den traumatischen Verlust ihrer Kinder, die in Wirklichkeit am Leben sind, und in den Assoziationen empfindet sie die Traurigkeit über den realen Verlust ihres Vaters, aber auch der früheren Schwangerschaften. Die Patientin geht in ihrer Mutterschaft voll und ganz auf und hat ihre beufliche Karriere selbstlos hintangestellt. Wie bei ihr üblich, verschwimmen auch in diesem Traum die Grenzen zwischen den Generationen – im buchstäblichen Sinn. In diesem Zeitraum erhielt sie Besuch von ihrer Mutter und ihrer Schwiegermutter. Die Begegnungen verliefen sehr emotional. Vor allem in Gegenwart ihrer Schwiegermutter beschäftigt sie sich intensiv mit der Frage, wer der Sohn welcher Mutter und wer überhaupt die Mutter ist. Die Schwiegermutter scheint anzunehmen, dass keine Frau gut genug sei, um sie im Leben ihres erwachsenen Sohnes zu ersetzen, und meine Patientin fühlt sich wie ein Kind von der Mutter-Sohn-ähnlichen Beziehung zwischen ihrem eigenen Sohn und dessen Großmutter bzw. Großmüttern ausgeschlossen.

Vergangenheit

Im Norden Perus entdeckte man 1987 mehrere Pyramiden und in einem der Bauwerke das Grab des Moche-Herrschers Señor de Sipán, der um das Jahr 800, also viele Jahrhunderte vor den Inkas, dort mitsamt seinem Hofstaat beigesetzt worden war. Die Artefakte werden heute in einem imposanten Museum in Lambayeque, einer ehemaligen Provinzhauptstadt im Norden Limas, aufbewahrt. Der Ort blickt auf eine beeindruckende Vergangenheit zurück und gehört mittlerweile als Vorort zu Chiclayo, der Hauptstadt der Region Lambayeque. Die in dem Museum ausgestellten Keramiken und Schmuckstücke sind von erlesener Qualität und erstrahlen in einer fast vollständig dunklen Umgebung im Licht kleiner Scheinwerfer. Eine der Skulpturen, etwa 13cm hoch, stellt eine gebärende Frau dar. Das Gespräch, das vor dieser Vitrine stattfand, machte mir die Begegnung mit diesem Exponat noch wertvoller. Carmen, unsere junge, energische Reiseleiterin, war den ganzen Tag lang mühelos vom Spanischen ins Englische gewechselt und umgekehrt. Mittlerweile war sie müde und behalf sich mit der Körpersprache. Eine peruanische Jugendliche, die das Museum zusammen mit ihrer Mutter besuchte, war von dem Exponat offenkundig beeindruckt. Sie fragte auf Spanisch: »Hätte sie sich nicht besser hinlegen sollen?« Die abgebildete Frau saß kerzengerade aufrecht, von hinten gehalten von einer weiteren Person, bei der es sich wahrscheinlich nicht um den Ehemann, sondern um eine andere Frau handelt. Carmen demonstrierte, dass es sehr wohl möglich ist, ein Baby sitzend und sogar stehend, mit gespreizten Beinen, zu gebären, und wippte dabei leicht in den Knien. Das junge Mädchen wirkte weiterhin verunsichert. Wir alle betrachteten aufmerksam die Figur. Zu Füßen der Frau hockt eine Hebamme, die die Gebärende ermutigt zu pressen. Der Kopf des Babys ist schon deutlich zu sehen. Die Nervosität des

Mädchens hatte sich gelegt. Die Mutter stand schweigend und ruhig neben ihr und war stolz darauf, dass ihre Tochter für die Gruppe sprach. Es war ein Moment der Kommunikation zwischen Generationen von Frauen und über Jahrhunderte hinweg. Leider war das Fotografieren strengstens verboten.

Zurück in Lima, entdeckten wir das Museo Larco. Rafael Larco Hoyle war ein eifriger Sammler, der sich auch um die Dokumentation präkolumbianischer Kunstwerke verdient gemacht hat. Anfang des 20. Jahrhunderts erforschte er die Küstenregionen Perus (eine der Zivilisationswiegen der Menschheit) und identifizierte anhand zahlreicher Artefakte, die er in den Felsschichten fand, die unterschiedlichen Zivilisationen, die sich dort im Laufe der Jahrhunderte entwickelt hatten. In seiner im Stil des 18. Jahrhunderts errichteten Hazienda, dem ehemaligen Sitz des Vizekönigs, richtete er eine der schönsten Keramikausstellungen ein, die u. a. mehr als 50.000 Exponate aus den Cupisnique-, Chimu-, Chancay-, Nazca- und Inka-Kulturen enthält. Als Highlight des Museums aber gelten die sublimen Porträtgefäße der Moche-Keramik. Dieselbe kleine Geburtsszene, die wir in Lambayeque gesehen hatten, ist hier im Rahmen einer getrennt vom Museum im Garten eingerichteten Ausstellung als Massenprodukt vertreten. Die Kollektion zeigt präkolumbianische Erotika, laut *Lonely Planet* »humorvolle« und »freizügige« Darstellungen jeglicher Art sexueller Aktivität, die sich aber, so möchte ich hinzufügen, auch durch Aufrichtigkeit und Ehrlichkeit auszeichnen. Gezeigt werden Liebe und Zuneigung zwischen den Menschen. Diese sehr intimen Abbildungen reizen uns zum Lachen oder lassen uns erschaudern, können sich aber für manche Menschen gerade durch ihre Offenheit und Unverblümtheit auch als hilfreich erweisen.

7. Kapitel
Weiblichkeit: der Schlüssel zum Kästchen

Ich habe die Metapher, die ich in meiner Kapitelüberschrift verwende, in Monique Cournut-Janins Aufsatz »The feminine and feminitiy« gefunden, der in dem von Dana Birksted-Breen herausgegebenen Sammelband *Reading French Psychoanalysis* erschienen ist (Cournut-Janin 2010). Die Autorin vergleicht die Schließe des Kästchens mit dem Hymen, dem geheimen, verborgenen Eingang in die Vagina, das beim ersten Geschlechtsverkehr, wenn das Mädchen hoffentlich erwachsen ist und sich den Mann selbst ausgesucht hat, zerreißt. Allzu häufig aber wird diese natürliche Entwicklung durch Kindesmissbrauch oder Vergewaltigung – vom sogenannten Date-Rape mit Alkohol- und/oder Drogenkonsum bis zu brutalen Überfällen – vereitelt. Meiner Ansicht nach besitzt Monique Cournut-Janin aber auch den Schlüssel zur Antwort auf viele Fragen, die ich in meinem Buch angesprochen habe. Sogar die von mir ausgewählte Cover-Abbildung [der englischen Buchausgabe], das Bild *Green und Blue Music* von Georgia O'Keeffe, findet einen Widerhall in folgenden Worten:

> »Wird die Musik der Weiblichkeit also immer in zwei Tonarten gespielt, mit der phallischen Ordnung der Grundtonart auf der einen Seite, unterschiedlich harmonisiert je nach individueller psychischer Organisation, und der weiblichen auf der anderen Seite?« (Cournut-Janin 2010, S. 640)

Joan Raphael-Leff, Mitherausgeberin der Aufsatzsammlung *Female Experience* (Raphael-Leff & Perelberg 1997), arbeitet in ihrem eigenen Beitrag »The casket and the key«, in dem die aufschließende Kreativität eine zentrale Rolle spielt, mit einer ähnlichen Überlegung. Am Beispiel einer Patientin mit floralem Namen, Gardenia, untersucht sie Frauen, die davon überzeugt sind, dass ihr »Weibliches«, von Raphael-Leff als »generative Identität« bezeichnet, nur im Kontakt zum Mann realisiert oder erschlossen werden könne:

> »Das introjizierte Familienethos lautete, dass man ›ohne Penis ein Nichts‹ sei […]. Man konnte nur entweder ein passives kleines Mädchen ohne Selbst-

behauptung und Initiative sein und auf einen starken Mann warten oder aber selbst zum idealisierten Phallus werden. […] Die Analyse ist zyklisch und vielschichtig, vorrangige Themen sind Vorstellungen von Körperteilen und vom Inneren des weiblichen Körpers als Kloake […].« (Raphael-Leff 1997, S. 239f.)

Sie erinnert mich an meine eigene Patientin Miss K. (siehe 4. Kapitel), die allerdings vom Gegenteil überzeugt war und glaubte, ohne einen Mann zurechtzukommen. Unbewusst fürchten sich beide Frauen

»vor der Rivalität und Wut der beängstigenden Mutter, und wünschen sich gleichzeitig nichts sehnlicher, als in den Zustand vor dem Sündenfall zurückzukehren […]. Sie sagt: ›Vielleicht als Frau in einer psychoanalytischen Behandlung bei einer Frau.‹« (Ebd., S. 249)

In einer erfolgreichen Behandlung finden Patientinnen zur Eigenständigkeit. Sie kennen »ihre Ressourcen und haben sich den Zugang zu ihrem ›Kästchen‹ erschlossen« (ebd., S. 256).

Raphael-Leffs Aufsatz wurde in *Female Experience* u.a. zusammen mit Joan Rivieres Abhandlung »Weiblichkeit als Maskerade« abgedruckt (Riviere 1996 [1929]), einer für die damalige Zeit typischen Arbeit, die sich aber 50 Jahre später, als Margaret Thatcher 1979 an die Macht kam, erneut als relevant erwies und zu illustrieren schien, wie die britische Regierungschefin von Männern und anderen Frauen gesehen wurde und wie sie selbst sich offenbar sah. In ihrer Einleitung zum 3. Teil des Readers *Female Experience* erläutert Perelberg, dass »der Begriff ›Maskerade‹ die zentralen Aspekte konnotiert […], die Frage, ob Weiblichkeit einen Mangel definiert, ein Begehren, das es zu verdrängen gilt, oder ob Weiblichkeit an sich definiert werden kann« (Perelberg 1997, S. 224).

Kehren wir noch einmal zu Cournut-Janins Beitrag zurück. Die glitzernden Facetten ihrer diamantenen theoretischen Konstruktion lassen uns einen ganz anderen Blick auf »Weiblichkeit« erhaschen. Nachdem die Autorin das Hymen metaphorisch als »Schmuckkästchen« erläutert hat, schreibt sie:

»Weiblichkeit ist, was die Frau zeigt – ihre attraktive Garderobe, ihr Make-up, alles, was ihre Schönheit unterstreicht […] und den Blick von den Geschlechtsorganen ablenkt. Denn wie wir wissen, entspricht deren Anblick der ersten Begegnung des Jungen mit dem Auslöser seiner Kastrationsangst.« (Cournut-Janin 2010, S. 624)

Sie fährt fort:

> »Dementsprechend zeigt Weiblichkeit den ganzen Körper in Ausschmückung und lenkt den Blick des Mannes ab von dem, was ihn angsterfüllt fliehen ließe. Weiblichkeit kann daher als unbewusste Organisation eines Köders verstanden werden [...], als Teil des großen Spiels der Psychosexualität« (ebd., S. 624).

In einer Fußnote fügt sie hinzu: »Erkennbar wird hier die Ähnlichkeit zwischen der weiblichen und jener männlichen Organisation, die danach strebt, einen Fetisch zu etablieren« (ebd., S. 624).

Es folgt eine behutsame und zugleich leidenschaftliche Beschreibung des weiblichen Ödipuskomplexes, der Beziehung zwischen Mutter und Tochter sowie der Art und Weise, wie die Mutter ihre Tochter den Umgang mit dem Vater lehrt, vor allem nachdem sie zur Frau geworden ist (zu menstruieren begonnen hat). Die Mutter ringt mit ihrem eigenen ödipalen Begehren des Kindes (beiderlei Geschlechts, das es vom realen Kind zu unterscheiden gilt), das ödipale Schuldgefühle weckt, so dass sie der Tochter »gleichzeitig das Begehren und das Verbot des Begehrens vermittelt« (ebd., S. 624). Cournut-Janin bezeichnet dies als »Gegenbesetzung«, als Tabu, eine Verbindung zwischen ihren Geschlechtsorganen und denen des Vaters herzustellen. Auf diese Weise lernt das kleine Mädchen, die Kastrationsangst des Mannes nicht zu stimulieren. Von ihrer Patientin Hilde berichtet die Autorin, dass diese, wann immer der Vater zu ihr sagte: »Fass das Kleine nicht an, du könntest dir weh tun« (das Wort »Masturbation« wird von Cournut-Janin nicht benutzt), stets hörte: »Fass nicht an, was mir weh tun könnte« (ebd., S. 629)! Dies bestätigt, »dass die Beziehung, die die Frau zu ihrer eigenen Psychosexualität entwickelt, in hohem Maß durch die Kastrationsangst des Mannes und durch das Bemühen charakterisiert ist, diese Angst nicht in ihm auszulösen«. Cournut-Janin bezeichnet dies als ein »*Verstecken-Zeigen* (da ist nichts – da ist etwas) [...], das die Gefahr, die Kastrationsangst im Mann zu wecken, abwendet und vom Weiblichen gleichzeitig genug zeigt, um das Begehren im anderen Geschlecht zu stimulieren« (ebd., S. 634).

Cournut-Janin sieht im ödipalen Dilemma die Erklärung dafür, dass Frauen jahrhundertelang unterdrückt und als »Besitz« betrachtet und ihre von Natur aus verborgene Anatomie versteckt gehalten oder wiederholt verdrängt werden musste. Darüber hinaus erklärt es ihrer Meinung nach auch, weshalb sogar die psychoanalytische Theorie der weiblichen Sexualität im Zuge ihrer Entwicklung im 20. Jahrhundert ein ähnliches Muster und eine ähnliche Dynamik ausbildete. Ihr Ansatz könnte zudem erklären, weshalb bestimmte Kulturen die weibliche Genitalverstümmelung praktizieren. Es handelt sich um ein konkretes Agieren der Verborgenheit der weiblichen Organe, indem deren äußere Beweise buchstäblich weggeschnitten werden. Ich verstehe Cournut-Janins Sichtweise auch als Warnung angesichts des Versuchs, über all dies etwas ans Licht zu bringen, d.h. die Anatomie der Klitoris darzulegen, und als theoretische Erklärung der auffälligen Zurückhaltung, mit der die weiblichen Anatomen und ihre Forschung rezipiert wurden. Dasselbe gilt im Grunde auch für die Frage, weshalb Psychoanalytikerinnen und Psychoanalytiker (Kohon, Parsons, Perelberg) Freud plötzlich ganz und gar wörtlich nahmen und die biologischen Details vollständig ausblendeten. Es ist unklar, ob es sich hier um bewusste, stillschweigende Reaktionen auf die lebhafte und lüsterne Erregung handelte, die sich in den Medien ausbreitete und auf die ich selbst direkter geantwortet habe. Der Zeitpunkt würde exakt stimmen. Oder ob wir es mit einem unbewussten, aber unheimlich perfekten Timing zu tun haben. Diese Psychoanalytiker sind leidenschaftlich bestrebt, der Psychoanalyse einen klar definierten Raum vorzubehalten – ein höchst schwieriges Bemühen, das ich aufrichtig teile. Doch auch wenn ihre Beiträge theoretisch korrekt sind, entsprechen sie nach wie vor dem allgemeinen Muster der Verdrängung unserer Kenntnisse über das Weibliche, das sich seit jeher in der Kultur und in der psychoanalytischen Literatur abzeichnet. Von einer Verschwörung zu sprechen wäre vielleicht übertrieben, doch könnte vielleicht eine *Strategie* im Spiel sein? Dieses Wort benutzt Cournut-Janin (2010), um die von der Mutter auf die Tochter erfolgende Transmission zu bezeichnen, »die das Weibliche erträglich machen soll« (S. 631).

Interessanterweise wird die Klitoris von Cournut-Janin nur ein einziges Mal und auch nur in einer Fußnote erwähnt (ebd., S. 625). Die Autorin nimmt auf das Konzept der »primären Verdrängung der Vagina« (Braunschweig & Fain 1971) Bezug, das die Tabuisierung der weiblichen Geschlechtsorgane beschreibt (sie werden aus dem Blick gedrängt und nicht thematisiert). In der Fußnote heißt es: »Davon ausgenommen ist die Klitoris, die die phallische Verlockung betont (›das wird noch wachsen‹)« (ebd., S. 625). Hier zeigt sich, wie wichtig es ist, die Geschlechtsorgane wissenschaftlich zu betrachten, denn die Klitoris schwillt bei sexueller Erregung tatsächlich an.

Cournut-Janins Fokus aber richtet sich auf die Vagina und den »Schlüssel zum Kästchen«, das Hymen. Ist dies das letzte Teilchen des Puzzles, das es in unmissverständliche Worte zu fassen gilt? Markenzeichen der US-amerikanischen Dichterin Sharon Olds ist das Schreiben über die weiblichen Genitalien. Ich habe ihre »Ode to the hymen«, eine wortreiche schwesterliche Lobpreisung des Jungfernhäutchens, das erste Mal im Radio gehört. Dem Verfassen von Oden wandte Olds sich nach eigenem Bekunden zu, nachdem sie Nerudas »Ode to common things« gehört hatte. Ihr Buch enthält Oden an die Vagina, an die Klitoris, ans Menstruationsblut, an Tampons ... Das Hymen erkennt die Klitoris an, sie sind wie Schwestern ... Die Gedichte sind krude, übertrieben intim, wecken zwangsläufig Bestürzung ... In meinen Ohren klingen sie mittlerweile genauso »muttihaft« wie die heutige amerikanische psychoanalytische Literatur über die weibliche Identifizierung mit der Mutter ... (siehe 9. Kapitel).

Kehren wir zur Psychoanalyse zurück. Alcira Mariam Alizade (2014 [1992]) hat eines ihrer Buchkapitel unter die Überschrift »Weibliche Jungfräulichkeiten« gestellt. Der schwierige Text konzentriert sich offenbar auf die in ganz ähnlicher Weise von Raphael-Leff formulierte, im soziologischen Sinn ungemein wichtige Überlegung, dass die Frau sich selbst gehört: »Man gibt sich selbst ein psychisches Hymen, man gehört sich selbst« (S. 168). Jungfräulichkeit, so Alizade, bedeutet Selbstintegrität, so dass

> »der jungfräuliche Teil des Subjekts den intimen, geheimen Teil darstellt, das im eigentlichen Sinne unbewusste Territorium […]. Und es ist ebenfalls das, was darauf wartet, erobert zu werden, der jungfräuliche Wald unserer Gedanken und unserer Begierden, jener Bereich, der durch Erforschung und Entdeckung entjungfert wird.« (S. 170)

Laut Alizade ist es auch möglich, selbst nach der ersten Defloration noch Jungfrau zu bleiben – im tieferen Innern sozusagen. Mit Blick auf das Hymen zitiert sie Anzieus Konzept des Haut-Ichs (1991 [1974]), das für ihr Buch von zentraler Bedeutung ist:

> »[…] die Ankunft eines Haut-Ichs, das umhüllt und schützt, das biegsam ist und stark […]. Diese Hülle, ein grundlegender imaginärer psychischer Raum, umhüllt den gesamten Körper und schützt ihn vor Verletzungen und Gewalttätigkeiten. Es handelt sich um ein epidermisches Haut-Ich ohne Risse, das zwar eingerissen werden kann, aber auch die Fähigkeit zur psychischen Regeneration […] besitzt.« (S. 169)

Alizade hört ihren jungen Analysandinnen zu,

»die übereilt nach einem erogenen Körper suchen und dabei [...] ein verletztes Haut-Ich zeigen, die [...] verzweifelt nach der Haut eines anderen suchen, mit der sich noch einmal eine gemeinsame Haut schaffen und die schmerzhafte Angst lindern ließe, die mit der Erfahrung von Verletzungen des Haut-Ichs verbunden ist [...], jener ›Seelenwunden‹, die nicht vernarben wollen [...].« (S. 169)

Alizade beschreibt vier Phasen der Auflösung des weiblichen Ödipuskomplexes. Die erste ist eine Phase der Passivität des Säuglings, der Gewaltsamkeit des mütterlichen Begehrens, ein Moment der »primordialen Weiblichkeit« (S. 185). Die zweite Phase ist die des phallischen Genießens. Die psychoanalytische Theorie geht von der Voraussetzung aus, dass das Mädchen keinen Penis besitzt. Sogar Alizade formuliert es entsprechend: »In der dritten Phase [...] Zeit des Penisneides [...]. [...] Verleugnung [...]. ›Alle haben einen Penis‹ [...]. [...] weist das Mädchen ihrer Klitoris die Kategorie Penis-Phallus zu« (S. 186).

Meiner Ansicht nach ist der Begriff »Verleugnung« hier allzu subjektiv, allzu stark. Unter Berücksichtigung der revidierten anatomischen Interpretation der inneren Anatomie der Frau möchte ich eher von »Täuschung« sprechen. Letztlich aber haben wir es mit mangelnder Aufklärung über die innere Realität zu tun.

Die vierte Phase ist laut Alizade durch eine »Affirmation« der Weiblichkeit und die Erogenisierung des ganzen Körpers charakterisiert. Sie impliziert, »die Kastration und die narzisstische Wunde des ›Nichthabens‹ zu akzeptieren, und zum zweiten, jenseits des Phallus-Penis, die Ebene des ›Nichthabens‹ zu erreichen und, sich dort einrichtend, einfach eine Frau zu ›sein‹« (S. 188).

Die Macht des Negativen ist an sich eine robuste psychoanalytische Theorie, doch wie Alizade schreibt, sagt das »Keinen-Penis-Haben« nichts darüber, »was die Frau stattdessen hat« (S. 189). Frauen besitzen all die von Alizade aufgezählten symbolischen Signifikanten und philosophischen Positionen, etwa die Fähigkeit, allein zu sein. Aber Frauen haben auch ihre eigene innere Anatomie, die strukturiert ist wie ein umgestülpter Penis, um dasselbe Ziel zu erreichen, zu dem auch Alizade gelangt, nämlich die Liebe zu sich selbst und, davon ausgehend, das Verlangen, geliebten anderen Menschen eine Mutter zu sein.

Cournut-Janins Orientierung, mein erster »Schlüssel«, galt sowohl der »Weiblichkeit« als auch dem »Weiblichen«. »Weiblichkeit« hat mit der äußeren Erscheinung, dem Auftreten, dem Blick zu tun und besitzt eine phallische Referenz; »das Weibliche« betrifft den Uterus und die inneren erogenen Zonen, die Mutterschaft und die russische Puppe. Damit findet Cournut-Janin offenbar genau die richtige Betonung und die richtige Ebene intellektuellen Urteilvermögens, die es uns ermöglicht, möglichst viel über diese Dinge in Erfahrung zu bringen und ihnen gleichzeitig mit dem Respekt zu begegnen, den sie verdienen und brauchen, damit die Gesundheit und das Wohlergehen des Menschengeschlechts bewahrt werden können. Schließlich ist das Begehren der erste Schritt im Fortpflanzungsprozess. Monique Cournut-Janin tritt für die Bewahrung des Verlangens ein und knüpft auf charmante Weise an das Kapitel ihres Ehemannes Jean Cournut an, der beschreibt, dass Männer Frauen fürchten und sie aus Angst unterdrücken, dass sie Frauen als kastriert wahrnehmen, sie beneiden und ihre Fähigkeit, unbegrenzt sexuelle Lust zu empfinden, als beängstigend empfinden.

Ich verstehe dieses Kapitel als zentral, weil es die Biologie, so wie sie nun in unserer neuen Epoche interpretiert wird, und die zahlreichen unterschiedlichen psychoanalytischen Theorien dessen, was es heißt, weiblich zu sein, zusammenzuführen beginnt.

8. Kapitel
Aggression und ihre weibliche Form

Ich beginne dieses Kapitel mit der Schilderung einiger persönlicher Erfahrungen, die ich anschließend noch näher erläutern werde. Unsere langjährige Arbeit in der Portman Clinic zeigte, dass männliche Patienten, die wegen unbeherrschter Gewaltausbrüche auffällig geworden waren, sich im Allgemeinen zufriedenstellend verhielten, wenn sie in einem ambulanten Setting Hilfe fanden. Anders, als man vielleicht erwarten würde, war die Klinik ein ruhiger, würdevoller Ort. Auch die Patientinnen verhielten sich beherrscht, doch wenn es zu gravierenden Zwischenfällen kam – was nicht oft geschah –, waren häufiger Frauen als Männer beteiligt. Diese Patientinnen wiesen schwerste Störungen auf, und ich hatte den Eindruck, dass ihr Verhalten eine allgemeine Unfähigkeit widerspiegelte, sich aufgehoben zu fühlen. Die Zwischenfälle wirkten entweder wie hysterische Ausbrüche mit regressiven Zügen oder schienen eine Persönlichkeitsstörung oder Psychose zu signalisieren.

Angier (2000 [1999]) illustriert in ihrem Kapitel »Ein Schuss Tabasco in die Suppe: Zur Verteidigung der weiblichen Aggression« eine typische *Qualität* der weiblichen Aggression, die auch nach meiner Erfahrung vor allem bei Frauen mit schweren Störungen zu beobachten ist, nämlich eine gewisse Heimlichtuerei, wohlüberlegte Vorsätzlichkeit und Grausamkeit. Angier unterscheidet zwischen guter und schlechter Aggression. Psychoanalytiker sprechen im Gefolge Winnicotts nicht von »guter«, sondern zumeist von »benigner« oder »gutartiger« Aggression (Jan Abram), die z. B. am Zerkauen der Nahrung beteiligt ist. Auch von »normaler« Aggression ist gelegentlich die Rede (Angela Joyce), etwa im Zusammenhang mit dem an der Brust trinkenden Baby. Ich selbst bringe diese Art der Aggression mit dem Kraftakt des Gebärens, aber auch mit sportlicher Aktivität in Verbindung. Die »schlechte« Aggression hingegen zielt Angier zufolge darauf, willentlich und in böser Absicht zu verletzen oder zu stören. Jungen treten in solchen Situationen meistens zu, während Mädchen eher dazu neigen, zu schimpfen oder durch bissige Bemerkungen zu verletzen. Auch rennen sie davon oder tun so, als seien sie nicht existent. Mädchen kultivieren ihre Ressentiments und Grollgefühle, die sich häufig gegen Geschlechtsgenossinnen richten (oder letztlich gegen die

Mutter). Ihre Aggression kann sich auf Frauen konzentrieren, unerbittlich sein und unter die Gürtellinie zielen. Nicht selten findet sie Ausdruck in hinterhältigen Gerüchten, die aggressiv in Umlauf gebracht werden. Abermals klingt eines der Themen an, die sich durch dieses Buch ziehen, nämlich die Verborgenheit des Weiblichen, der ich mich nun erneut zuwende.

Die biologischen und psychischen Grundlagen der weiblichen Sexualität hängen miteinander zusammen und prägen die Äußerung weiblicher Aggression. Die Überschrift dieses Kapitels berührt mehrere wichtige Thesen gleichzeitig: Weibliche Aggressionsäußerungen unterscheiden sich durch eine spezifische Qualität von männlicher Aggression; von Einfluss ist hierbei die weibliche Körpergestalt; deren Anatomie ist umstritten; zwischen männlichen und weiblichen Organen besteht eine größere Ähnlichkeit als in der Vergangenheit angenommen; der Körper hat eine eigene Psyche (z. B. hormonelle Reaktionen), und die Psyche hat ihrerseits einen eigenen Körper (z. B. Repräsentationen); auch die Rolle des Mädchens/der Frau übt Einfluss auf die Aggressionsäußerung aus.

Die psychoanalytische Literatur über weibliche Aggression wächst weiter an und wird interessanterweise von Frauen verfasst (Motz, O'Connor, Yakeley, Welldon). Anna Motz (2001) geht von einer allgemeinen, d.h. nicht frauenspezifischen Beschreibung der Aggression aus, indem sie Shengolds Definition der Gewalt als »einen zum Agieren führenden Verlust der Kontrolle über aggressive Impulse« übernimmt und mit Fonagy und Target (1995) erläutert: »Gewalt, gegen den Körper gerichtete Aggression, hängt u. U. eng mit Unzulänglichkeiten des Mentalisierens zusammen, weil das Fehlen der Fähigkeit, über mentale Zustände nachzudenken, Menschen zwingen kann, mit ihren Gedanken, Überzeugungen und Bedürfnissen auf einer körperlichen Ebene, vorwiegend durch Körperzustände und -vorgänge, umzugehen« (Motz 2001, S. 2). Auch Perelberg (1999) vertrat die Ansicht, dass Gewaltakte die Funktion haben, den Täter von unerträglichen psychischen Zuständen zu entlasten.

Ich habe hier Überlegungen referiert, die für einige der in den vorangegangenen Kapiteln erläuterten Aspekte relevant sind. Im Folgenden illustriere ich den Zusammenhang zwischen Sexualität und Aggression anhand des klinischen Materials von Frauen, die ihre Beziehung zu ihrem Körper auf andere Weise benutzen, um Aggression zu äußern.

Die Qualität weiblicher Aggression unterscheidet sich im Großen und Ganzen erheblich von der zumeist direkten Form männlicher Aggressionsäußerungen. Weibliche Aggression kann verborgen sein, so dass sie die weibliche Anatomie widerzuspiegeln scheint. Eine charakteristische, unheilvolle Form der Grausamkeit ist das Ergebnis eines oft lang gehegten geheimen Plans. Ein gründlicheres Verständnis dieses Zusammenhangs zwischen der Qualität weiblicher Aggression und weiblicher Sexualität käme einer direkteren Anerkennung natürlicher, gesunder aggressiver Wünsche zugute und könnte die Beherrschung des Grausamkeitspotentials erleichtern.

Der distinkten Qualität weiblicher Aggression trägt Winnicotts Unterscheidung zwischen »dem *tätigen* männlichen Element und dem *seienden* weiblichen Element« Rechnung. Winnicott (1971) schreibt: »Es scheint, als hinge die Frustration mit der Suche nach Befriedigung zusammen. Zur Erfahrung des Seins gehört etwas anderes, nämlich nicht die Frustration, sondern die *Verstümmelung*« (S. 81; Hervorhebungen A.Z.). Der Beitrag handelt von der Brust und ihrem Zustand des Seins, der es dem Baby ermöglicht, ein Gefühl seiner selbst zu entwickeln. Wenn die Brust vom Säugling in ihrem Erscheinen (oder Verschwinden) als allzu aktiv erlebt wird, ist eine geschwächte Selbstidentität die Folge. Der Körper wird dann in Stresssituationen als fremdartig wahrgenommen. Die so entstehende Trennungsangst ist z. B. beteiligt, wenn Frauen mit schwerer psychischer Störung sich selbst schneiden. Auf andere Weise gilt dies auch für die Anorexia nervosa.

Dana Crowley-Jack (1999) hat für ihr Buch *Behind the Mask: Destruction and Creativity in Women's Aggression* zahlreiche Frauen interviewt. Sie beklagt den Mangel an Modellen, die das Verständnis weiblicher Aggression erleichtern könnten, und möchte »deren Formen und Bedeutungen aus dem Blickwinkel der Frauen darstellen« (S. 4). Sie versucht, die Depression ausgehend von der Aggression zu erklären – »eine selten benutzte und weit strenger verbotene Hintertür« (S. 10). Der umgangssprachliche Begriff der Aggression ist ihrer Ansicht nach »schlüpfrig und schwer fassbar«, denn er kann je nach Bedarf einen Akt, einen Persönlichkeitsaspekt oder eine Interaktionsweise bezeichnen (S. 35). Alle drei Facetten treten im folgenden klinischen Beispiel zutage.

Fallmaterial 1

Miss C., alleinerziehende Mutter Anfang 20, Tochter einer Prostituierten, machte eine Therapie mit einer Behandlungsstunde pro Woche. Sie richtete ihre Aggression aktiv gegen die Gesellschaft, verstand sich als Graffitikünstlerin, attackierte ihren eigenen Körper und benutzte ihren Sohn, um aggressive Gefühle zu kommunizieren. Sie war extrem stolz auf den Jungen und versorgte ihn in vielerlei Hinsicht durchaus zufriedenstellend. Es gab aber Zeiten, in denen er ganz offensichtlich selbst für sich sorgen musste, und Phasen, in denen er sich um seine Mutter kümmerte. Er war damals fünf Jahre alt.

Miss C. war in verschiedenen Pflegefamilien aufgewachsen und hatte als Teenager eine schwere Störung entwickelt. Sie verhielt sich unbeherrscht, beging Straftaten und war vorübergehend auf einer geschlossenen Station untergebracht. Später machte sie sich strafbar, als sie »Nestlé vergiftet Babys« an die Wand eines Familienzentrums sprühte, in dem eine Sozialpädagogin arbeitete, in die sie unglücklich verliebt war. In den 1980er Jahren war die Firma Nestlé angeklagt worden, als sie Milchpulver, das mit Wasser angerührt werden musste, in die Dritte Welt verkaufte. Miss C. identifizierte sich mit den Babys, die erkrankten und starben, weil das Wasser, das ihre Mütter benutzten, verunreinigt war. In der Gegenwart hatte sie selbst Schwierigkeiten, ihrem Sohn das zu geben, was ihr selbst versagt geblieben war. Dem Freud'schen Wiederholungszwang entsprechend, externalisierte sie ihre Erfahrung und reinszenierte sie mit der einst idealisierten Sozialarbeiterin, die ihre Bedürfnisse gleichfalls ignorierte und deshalb von ihr verfolgt wurde. Ihre Muttersehnsucht wurde in Form der Verliebtheit sexualisiert.

Während ihrer Behandlung bemühte Miss C. sich, Kontakt zu ihrer leiblichen Mutter aufzunehmen. Sie schmiedete höchst phantasievolle Pläne in der Absicht, das idyllische Familienleben, das die Mutter mittlerweile mit anderen Kindern führte, zu zerstören: Sie wollte sich heimlich an den Sohn der Mutter, ihren eigenen Halbbruder, heranmachen, ihn verführen und sich danach weitere grausame Racheakte ausdenken. Doch als sie ihre Mutter schließlich anrief und mit ihr sprach, schmolz sie dahin. Es kam zu einem konstruktiven Treffen zwischen den beiden.

Woche um Woche fühlte ich mich von der schieren Wucht dieser Entwicklungen wie erschlagen. Ich sorgte mich sowohl um Miss C.s jüngeren Halbbruder als auch um ihren eigenen Sohn. Sie brachte aber auch sich selbst in Gefahr, indem sie betrunken Auto fuhr und sich nicht angemessen ernährte. Auch verletzte sie sich auf verschiedene Weise, schämte sich deswegen und versuchte, es vor mir zu verheimlichen. Doch die Selbstverletzungen führten zu Blutungen, so dass sie schließlich nach eigenem Bekunden anämisch wurde und »an einer Verkehrsampel das Bewusstsein verlor«. Auf dem Weg zu einer unserer Sitzungen hatte sie einen Auffahrunfall; außerdem ließ sie ihren Sohn unbeaufsichtigt allein, gab dem Hund wochenlang zu wenig Futter usw. In der Übertragung schien dies zu signalisieren, dass eine einzige Sitzung pro Woche nicht ausreichte: Ich musste gequält und grausam behandelt werden, weil ich selbst grausam zu ihr war, und so inszenierte sie in unserer Beziehung die Strafen, die sie für ihre Mutter in petto hatte.

Miss C. erlaubte mir nicht, mich mit ihren Ärzten, die mittlerweile ihre Anämie untersuchten, in Verbindung zu setzen. Die Therapie »blutete« sozusagen »aus«, denn nachdem die Patientin stationär aufgenommen worden war, konnte sie nicht länger zu ihren Sitzungen kommen. Dass ich sie im Krankenhaus besuchte, war ein Fehler, denn ich zerstörte das Setting. Fortan ließ Miss C. sich nicht mehr auf eine reguläre Therapie ein, sondern tauchte stattdessen hin und wieder zusammen mit ihrem Sohn auf, weil sie keine Betreuung für ihn fand. Da man den lebhaften Fünfjährigen unmöglich allein eine Stunde lang im Auto, direkt an einer Hauptverkehrsstraße, warten lassen oder ihn zu den anderen Patienten ins Wartezimmer setzen konnte, kam er mit in die Sitzungen und spielte seine Mutter gewissermaßen an die Wand. Hinter deren mir bereits vertrauter Aggressivität wurde nun auch die Depression deutlich erkennbar. Miss C. hätte es vorgezogen, zu telefonieren oder auch zu korrespondieren, statt persönlich zu den Sitzungen zu erscheinen. Als ich mich darauf nicht einließ, verschwand sie.[15]

Im Unterschied zu der nach außen sichtbaren, eindringenden männlichen Sexualität ist die weibliche weitgehend verborgen, innerlich und aufnehmend. Im Falle männlicher Perversionen geht sexuelles und gewalterfülltes Agieren oft mit einer direkten Konfrontation mit dem Körper des/der Anderen oder – symbolisch – dem mütterlichen Körper, z. B. in Form eines Hauses, in das eingebrochen wird, einher. Die heimliche Kontaktaufnahme von Miss C. zu ihrem Halbbruder oder die Tatsache, dass sie sich selbst und ihren Sohn körperlichen Gefahren aussetzte und die Aggression speziell in die Nahrung spendende, in ihrem Graffito auf den Punkt gebrachte Beziehung kanalisierte, ist eher für weibliche Perversionen charakteristisch (Welldon). Dieser Unterschied zwischen der männlichen und der weiblichen Äußerung unbewusster Absichten ist von Bedeutung, weil sich in ihm der anatomische und biologische Unterschied spiegelt.

Wie Winnicotts Mutter-Kind-Beispiel zeigt, gibt es weitere Konstellationen von Sexualität und Aggression sowie eine sexualisierte Aggression, die eine Perversion darstellt. In Kindheitsphantasien sind sie universal. Laut Freud denkt das Kind, dass das kleine Mädchen ebenso der kleine Junge einen Penis haben müsse. Die Vorstellung durchläuft verschiedene Entwicklungsphasen, zum Beispiel die der Verleugnung – »Da ist ein Penis, ich habe ihn gesehen«

15 Das Beispiel stammt aus einer Zeit, in der die Klinik noch nicht über ein großes Team ausgezeichneter Kinderpsychotherapeuten verfügte.

– und die der Phantasie: »Sie hat keinen Penis, aber er wird später noch wachsen« (McDougall 1972, S. 379). Der kleine Junge ist beunruhigt, denn wenn das kleine Mädchen keinen Penis hat, muss ihm etwas zugestoßen sein, und womöglich könnte ihn das gleiche Schicksal ereilen. Beide Geschlechter aktivieren den Mechanismus der manischen Verleugnung, um die überwältigende Angst zu bewältigen, die mit der Penislosigkeit bzw. der Gefahr des Penisverlustes einhergeht. Die aggressive Komponente besteht hier in dem unausgesprochenen Detail der Angst, was mit dem Penis geschehen ist.

Fallmaterial 2

Mrs. L. wurde bereits im 4. Kapitel vorgestellt. Hier folgt nun eine etwas ausführlichere Untersuchung.

Mrs. L. ist Künstlerin und Mutter eines fünfjährigen Sohnes. Sie spielen mit einer Matroschka. Der Junge stellt die Puppen der Größe nach nebeneinander auf, ein sehr rationales Vorgehen, das man als eine praktische, lineare männliche Herangehensweise an die Situation verstehen könnte (Abbildung 4.1). Meine Patientin jedoch, die aus einer großen Familie stammt, ordnet die Puppen auf eine eher subjektivere Weise nebeneinander an. Sie erkennt, dass mit der Geburt eines jeden weiteren Babys die bislang kleinste Puppe ein Stück weit von der Mutter abrückt (Abbildung 4.2). Als Erstgeborene hat sie dies in schmerzlicher Erinnerung. Erschwerend kam hinzu, dass ihre Mutter wenige Wochen nach der Geburt ihres eigenen Sohnes, der nächsten Generation, verstorben ist. So war nicht nur, wenngleich nun in anderer Richtung, ein weiteres Baby zwischen sie getreten; vielmehr war die Großmutter gänzlich aus der Gesamtkonfiguration herausgefallen (Abbildung 4.3). Auf dem Papier sind diese Darstellungen nach wie vor linear. In Wirklichkeit aber versammeln Mütter ihre Kinder eher konzentrisch um sich. Die verschiedenen Generationen werden innerlich und äußerlich repräsentiert. Unterstützt wird dies psychisch durch die Präsenz des Vaters.

Das konzentrische Muster, in dem Mütter ihre Kinder um sich versammeln, wobei das jeweilige Baby ihnen am nächsten ist, illustriert auf wunderschöne Weise die im 4. Kapitel beschriebene Konzentrizität. Ich hatte an das lineare Muster gedacht, in dem der Junge die Puppen arrangierte, doch Galit Atlas veranschaulicht den Unterschied zwischen der männlichen und der weiblichen Repräsentation in ihrem Buch *The Enigma of Desire* (Galit 2015), indem sie zwischen männlichem und weiblichem Begehren unterscheidet.[16] Der Mann ist *pragmatisch*, während die Frau im Einklang mit ihrer verborgenen, geheimen Anatomie *enigmatisch* ist.

Die Aggression äußert sich in diesem Fallbeispiel in Form der Lebenskraft an sich. Der Tod ereignet sich in derselben Situation, in der neues Leben geboren wird und die Geschwister um die Aufmerksamkeit der Mutter, auf die sie angewiesen sind, um zu überleben, rivalisieren. Darüber hinaus aber tauchte diese Erinnerung in der Behandlung im Zusammenhang mit Neidgefühlen auf, die Mrs. L. wegen der Geburt eines »Stiefenkelkindes« entwickelte. Als »Stiefenkelkind« bezeichnete sie die Enkelin ihres Mannes, die dessen Tochter aus erster Ehe geboren hatte. Sie distanzierte sich auf diese Weise davon, selbst keine Tochter zu haben. Als sie mir von der Geburt berichtete, unterlief ihr ein Versprecher: Statt zu sagen, das Kind sei durch einen Kaiserschnitt zur Welt gekommen, sagte sie: »Durch eine Hysterektomie« (chirurgische Entfernung der Gebärmutter). Der Versprecher verriet ihren Neid und ihre Aggression.

Die folgende Patientin illustriert die transgenerationelle »Matroschka«-Konzentrizität des Seins und der Beziehungen, die sich gleichsam als roter Faden durch dieses Buch zieht. Sie zeigt auch, dass der Konflikt zwischen positiver und negativer Aggression in der Behandlung bewältigt werden kann.

Fallmaterial 3

Mrs. D., eine erfolgreiche junge Geschäftsfrau, ist glücklich verheiratet und erwartet ein Baby, nachdem sie lange vergeblich gehofft hatte, schwanger zu werden. Sie hat ihre eigene Mutter schon als Kind verloren. Die Mutter litt an einer psychiatrischen Erkrankung und sprang vor einen Zug. Mrs. D. schien diesen Suizid verkraftet zu haben, hielt das Geschehen aber innerlich auf Distanz. Seit sie schwanger ist, fürchtet sie, dass etwas Furchtbares ans Licht kommen könnte. Sie weiß, dass es mit der Gewaltsamkeit des Todes ihrer Mutter zusammenhängt. Es stellt sich heraus, dass sie Angst davor hat, ein Kind zu bekommen, das sie an ihre Grenzen bringt, bis sie sich des Gefühls »Es reicht« nicht mehr erwehren kann und dem Kind womöglich etwas antut. »Nur mit Worten« – sagt sie, doch in ihrer nächsten Assoziation fällt ihr ein, dass sie gelegentlich ihren Mann »verhaut«. In solchen Situationen überkommt sie plötzlich eine solche Wut, dass sie sich fragen muss, wem ihre Schläge tatsäch-

16 Für den Literaturhinweis danke ich Marie Saba.

lich gelten. Vielleicht trägt ein Kind die Schuld am Selbstmord ihrer Mutter. Vielleicht ist nun die Zeit der Vergeltung gekommen.

Mrs. D. hat sowohl ihre Mutter als auch ihre Großmutter internalisiert, die sich nach dem Tod der Mutter um sie gekümmert hat, aber mittlerweile ebenfalls verstorben ist. Sie trägt das Baby physisch in ihrem Körper, hat aber psychisch auch die Mutter und die Großmutter verinnerlicht. Ebenso wie andere männliche und weibliche Babys steckt ihr Baby in mehreren Müttern, wie in einer Matroschka.

Die Patientin sagt: »Das gefällt mir nicht«, denn in ihrer Vorstellung hat sie sich triumphierend von ihrer Mutter befreit, als diese starb. Sie wollte mit der Mutter (und all den Problemen, die deren psychiatrische Erkrankung mit sich brachte) nichts zu tun haben und wehrte jeden Schmerz ab. Nun ist sie schwanger, und ein transgenerationeller Einfluss macht sich bemerkbar.

Der Franzose Michel Odent, der in den 1970er Jahren als Befürworter natürlicher Geburten berühmt wurde, hat seine Theorien weiterentwickelt und gelangte zu dem Ergebnis, dass Menschen, die per Kaiserschnitt zur Welt kamen, Schwierigkeiten in Liebesbeziehungen haben. Dass sie die gesunde »Gewalt« des natürlichen Geburtsprozesses nicht erleben und stattdessen mit klinischer »Gewalt« aus dem Mutterleib »herausgeschnitten« werden, ist seiner Ansicht nach von Nachteil. Dies gilt nicht für Notkaiserschnitte, die die einzige Möglichkeit darstellen, das Leben von Mutter und Kind zu retten, oder für Kaiserschnitte, die aus triftigen medizinischen Gründen geplant werden. Auch sie dienen der Entwicklung der Mutter-Kind-Beziehung als Grundlage.

Mrs. D. ergänzt Odents Theorie: Nicht der Kaiserschnitt an sich ist schädlich, sondern die Beziehung zwischen der »selbstsüchtigen« Mutter, die sich aus Eigennutz für eine Sectio entscheidet, und dem Baby, das infolge der chirurgischen Intervention von Beginn an beeinträchtigt ist. Die Sectio dient der Mutter zur Abwehr ihres Schmerzes und wirkt transgenerationell. Doch sofern nicht ein gewisses Maß an »guter« Aggression vorhanden ist, wird sie Probleme haben, das Kind auf natürlichem Weg zu gebären. So war die unerwartet lange Wartezeit im Falle Mrs. D.s möglicherweise eine Abwehr der Angst vor der falschen Art von Aggression.

Die folgende Patientin spricht, was ungewöhnlich ist, über ihre Klitoris. Das Wort, so selten laut ausgesprochen, gehört in dieses Buch und in dieses Kapitel.

Fallmaterial 4

Mrs. F., eine freiberuflich arbeitende Akademikerin, ist seit mehreren Jahren in Analyse. Ihre Kinder sind erwachsen, und sie genießt zusammen mit ihrem Mann ein komfortables Leben. Äußerlich sieht es so aus, als gäbe es keinerlei Probleme, doch innerlich verspürt Mrs. F. bitteren Groll und hoffnungslose Leere. Dies wird insbesondere vor Unterbrechungen der Analyse deutlich. Das folgende Material stammt aus einer Phase vor einer ungewöhnlich langen, aber frühzeitig angekündigten Unterbrechung.

Die Patientin spricht nur ausnahmsweise über ihre Klitoris, wenngleich sie sich grundsätzlich für ihren Körper interessiert. Mitunter fühle ich mich durch die drastischen Bezeichnungen, mit denen sie Körperteile zu benennen pflegt, wie vor den Kopf gestoßen. Wenn sie zu früh zu einer Sitzung kommt, bleibt sie vor meinem Haus sitzen und versucht, sich die Räumlichkeiten auszumalen. Auf mich wirkt auch dieses Verhalten intrusiv, so als versuche sie, in mich selbst einzudringen. Bei der Begrüßung gibt sie sich scheu wie ein Mäuschen und wehrt dadurch ihr starkes Bedürfnis ab, mich anzugreifen und zu penetrieren.

Das Material besteht aus drei Traumszenen, die sie an einem Mittwochmorgen, kurz vor der schon erwähnten Analysepause, schildert:

- In der ersten Traumszene besucht die Patientin eine Freundin. Die Freundin möchte Sex mit ihr haben und presst sich an sie. Sie scheint eine Erektion zu haben. Ihre Klitoris muss sehr groß sein. Meine Patientin sagt zu der Frau: »Ich bin nicht lesbisch.« Sie versucht zu fliehen, doch ihre Freundin sperrt die Tür ab.
- In der zweiten Szene, die sie gleich nach der ersten schildert, befindet sie sich zusammen mit ihrem Mann und anderen Personen im Urlaub. Sie spürt, dass ihre Zunge anschwillt. Sofort wendet sie sich an ihren Mann und zeigt ihm das Malheur. Sie kann nicht sprechen. Er wirft einen Blick auf ihre Zunge, sagt erschrocken »Oh Gott!«, und bringt sie eiligst in ein Krankenhaus.

Weil mir beim Zuhören Gedanken über sexualisierte Aggression durch den Kopf gingen, fragte ich sie, wie die beiden Träume nach ihrer Meinung zusammenhingen. Sie antwortete, es habe sich so angefühlt, als hätte sie einen Penis im Mund. Dann assoziierte sie zur Anfangszeit ihrer Analyse, als sie eine intensive erotische Übertragung entwickelt hatte und sich sexuell von mir angezogen fühlte. Sie war über ihren Traum und ihre Worte: »Ich bin nicht lesbisch«, hochzufrieden, so als sei jene beunruhigende Phase nun endgültig Vergangenheit.

Ich fragte, weshalb ihrer Ansicht nach ausgerechnet jetzt Erinnerungen an jene Zeit auftauchten. Die Ferien in dem Traum müssten mit meinen anstehenden »Ferien« zusammenhängen, und wir wüssten aus der Vergangenheit, das in solchen Phasen perverses, sexualisierte Aggression enthaltendes Material aufzutauchen pflegte.

Sie schilderte mir die dritte Traumszene:

– Sie und ihr Mann waren in der Küche einer schäbigen Ferienwohnung und wuschen das Geschirr ab. Die Messer und Gabeln wurden einfach nicht sauber, sie schafften es nicht, den Schmutz abzuschrubben.

Als sie nun über sexualisierte Aggression nachdachte, verspürte ich ein schon vertrautes Schweregefühl in meiner Gegenübertragung, das sich immer dann einstellte, wenn sie Schmutz oder Unordnung ins Spiel brachte. Mir schien, als solle es mich niederhalten oder mich einsperren, damit ich sie nicht würde verlassen können, so wie ihre Freundin sie in ihrem ersten Traum eingesperrt hatte.

Diese Patientin hat ein erfülltes Leben geführt, Kinder großgezogen, sexuelle Befriedigung gefunden und einen gewissen Grad der Reife erreicht. In ihrem Fall bewegt sich die Konzentrizität mühelos zwischen den verschiedenen Entwicklungsebenen. Sie hat ein geschärftes Bewusstsein für ihren Körper und die Art und Weise, wie sie ihn psychisch repräsentiert, erworben. Doch vor allem dann, wenn sie mit einer Trennung konfrontiert ist, wechselt sie zu einer eher phallischen Position, in der sich ihr natürlicher weiblicher innerer Raum nicht länger aufnehmend und kreativ, sondern leer und bedürftig für sie anfühlt. Dann kann sie das, was sie normalerweise erstrebt, nur noch angreifen, z. B. die heterosexuelle Vereinigung in ihrem ersten Traum von dem homosexuellen Kontakt zur Freundin und in der pervers verschobenen Anatomie des zweiten Traumes.

Es ist wichtig anzuerkennen, was Frauen Männern aufgrund ihrer Tendenz, Aggression auf heimliche, grausame Weise auszuleben, antun können. Von jedem bewusst wahrgenommenen Grund in der Hitze des Augenblicks abgesehen, kann ein solches Verhalten sowohl Ausdruck der biologischen Ausstattung sein als auch eine Reaktion auf die jahrhundertelange kulturelle Vormachtstellung des Mannes. Ich stelle weder einen Kausalzusammenhang her noch versuche ich, irgendetwas zu rechtfertigen. In meiner langjährigen

Arbeit in der Portman Clinic aber habe ich gelernt, das in zahlreichen Fällen von häuslicher Gewalt gegen Frauen der Auslöser für das – durch nichts zu rechtfertigende – Verhalten des Mannes die Drohung der Partnerin war, ihn zu verlassen. Ganz gleich, ob eine solche Drohung aus Wut, Angst, Rache, Hass oder getrieben von einer explosiven Mischung all dieser und weiterer Gefühle ausgesprochen wurde, stellt sich bei solchen Männern, sofern sie psychisch stark genug sind, um sich professionelle Hilfe zu suchen, regelmäßig heraus, dass ihre Angst, verlassen zu werden, unmittelbar mit der Angst, von der Mutter verlassen zu werden, zusammenhängt. Bei der Anamnese finden sich in ihrer oft traumatischen Lebensgeschichte Hinweise auf die Ursachen dieser Vulnerabilität.

Ein Kapitel über Aggression und die weibliche Form von Aggression bliebe ohne Erwähnung der weiblichen Beschneidung oder weiblichen Genitalverstümmelung (FGM) unvollständig. Sie repräsentiert Aggression von außen und nicht von innen. Kulish (1991) führt die Beschneidung in Anlehnung an Assaad (1980) auf die Überzeugung der alten Ägypter zurück, dass die Götter bisexuell seien:

> »Die weibliche Seele des Mannes befindet sich demnach in der Vorhaut und die männliche Seele der Frau in der Klitoris. Der Eintritt ins Erwachsenenalter verlangt daher, dass der weibliche Teil des Mannes ebenso wie der männliche Teil der Frau entfernt werden muss« (S. 520).

Dies ist ein Beispiel für die beiden Geschlechtern zugeschriebene Bisexualität. Die Beschneidung männlicher Kinder wird kulturell und gesellschaftlich akzeptiert, doch aufgrund der inneren Natur der weiblichen Anatomie gilt die Beschneidung von Mädchen und Frauen, auch wenn sie in manchen Kulturen nach wie vor praktiziert wird, in den meisten Gesellschaften als inakzeptabel und strafbar. Gleichwohl haben wir auch die Frage des Neides zu berücksichtigen, zumal diese Genitalverstümmelungen in Teilen Afrikas offenkundig von Frauen vorgenommen oder veranlasst werden, die selbst verstümmelt wurden. Außerdem verlieren kleine Jungen durch den Eingriff weniger Körpergewebe als Mädchen und erleiden deutlich weniger Schmerz. Meiner Ansicht nach besteht eine der Konsequenzen der Theorie des Penisneides darin, dass sie den Blick auf den heimtückischen, häufig unausgesprochenen Neid zwischen Frauen verstellt und ihn dadurch womöglich zusätzlich intensiviert.

Angier möchte die Stellung der Frau in einer Männerwelt verbessern, indem sie zeigt, dass Frauen nicht weniger stark sind und dass ihre Stärke Beachtung verdient. Mein Ziel war es, die weibliche Form der Aggression zu beleuchten und zur Gestalt des weiblichen Körpers in Beziehung zu setzen. Wenn es möglich wird, die nicht hinnehmbare Grausamkeit von Aggressionsäußerungen der Kranken und Benachteiligten zu thematisieren und zu bearbeiten, kann sich die lebensspendende positive Form der Aggression, die Frauen hilft, Kindern zu gebären und sie zu beschützen, frei entfalten. Eine Mutter, die ihre bisweilen fast mörderischen Gefühle gegenüber ihrem Baby anzuerkennen vermag, wird das Kind behüten und ernähren und muss es nicht verletzen. Viele Frauen, die sich in Psychoanalyse begeben, haben dermaßen große Angst vor der eigenen Aggression, dass sie wie gelähmt sind und nicht aufrichtig und spontan sprechen können: »Ich möchte, dass Sie mich für eine Maus halten, weil ich von Ihnen nicht für eine Löwin gehalten werden möchte.« Meiner Ansicht nach ist Miss K. aus dem 4. Kapitel ein treffliches Beispiel für Frauen dieses Typs, ebenso wie Mrs. F. in diesem Kapitel. Sie müssen ihre Gefühle vor sich selbst und vor anderen verstecken, und manche von ihnen laufen Gefahr, dass sich die nicht anerkannten Gefühle insgeheim und in todbringender Weise Ausdruck verschaffen, wenn sie mit einem hilflosen, abhängigen Kind oder auch mit einem hilflosen, vielleicht betrunkenen Mann allein gelassen werden. Wir alle kennen extreme Fälle dieser Art zumindest vom Hörensagen. Häufiger aber werden solche Gefühle in lähmende psychosomatische Symptome kanalisiert – ein Thema, das den Rahmen dieses Buches sprengt.

Dritter Teil

9. *Kapitel*
Neue Entwicklungen in der psychoanalytischen Literatur

Dieses Buch handelt von dem »Ansturm« auf die weibliche Sexualität, der in der psychoanalytischen Literatur des vergangenen Jahrhunderts zu verzeichnen war, und von der verpassten oder vielleicht auch gezielt ignorierten Chance, die kurz vor der Jahrtausendwende erfolgte biologische Neuinterpretation der anatomischen Struktur der Klitoris in die psychoanalytische Theorie zu integrieren. Die Fachliteratur zur Sexualität der Frau weist seither zwar Weiterentwicklungen auf, doch insgesamt scheint es um das Thema ruhiger geworden zu sein. Damit setzt sich die vertraute Dynamik fort – die Weiblichkeit und das Weibliche verschwinden aus dem Blick, um später abermals wiederaufzutauchen. Ich vertrete die Hypothese, dass dies mit dem verborgenen und potentiell furchterregenden Charakter der weiblichen Genitalien zusammenhängt. Trotz allem haben sich Analytikerinnen in internationalen Gruppen zusammengeschlossen und etliche Aufsatzsammlungen publiziert. Beispielhaft zu nennen wären etwa die von Mariam Alizade herausgegebenen Bände *Studies on Femininity* (2003) und *Motherhood in the Twenty-first Century* (2006) sowie *Inside and Outside*, 2013 herausgegeben von Moeslein-Teising und Thomson Salo. Diese Bücher sind das Ergebnis der Arbeit des Committee on Women and Psychoanalysis (COWAP) der Internationalen Psychoanalytischen Vereinigung (IPV). In den vergangenen Jahren hat Rosine Perelberg in Großbritannien mehrere Tagungen über Sexualität, insbesondere weibliche Sexualität, organisiert. In den Fachzeitschriften findet das Thema nur schwachen Widerhall – abgesehen von einer 2003 erschienenen Ausgabe des *Journal of the American Psychoanalytic Association* mit dem Schwerpunktthema weibliche Sexualität. Das Heft versammelt Beiträge namhafter Vertreter der modernen amerikanischen Psychoanalyse, zum Beispiel Tyson, Holtzman, Kulish, Balsam, Chodorow und Kramer Richards. Rosemary Balsams Buch *Women's Bodies in Psychoanalysis* (Balsam 2012) wurde von mindestens sechs Rezensenten gewürdigt.

Phyllis Tyson (2003, S. 1119) gelangt in ihrer Übersicht zu dem Schluss, dass Freuds dunkler Kontinent heute kaum weniger dunkel ist als dereinst.

Holtzman und Kulish (2007) setzen ihre Untersuchung der Feminisierung des Ödipuskomplexes im zweiten Teil ihres Beitrags unter der Überschrift »Aggression reconsidered« fort und resümieren, »dass Mädchen und Frauen ihr Gefühl der Urheberschaft bezüglich Aggression und Sexualität häufig aufopfern, wenn sie mit Triangulierungskonflikten konfrontiert sind, um sich eine sichere Beziehung zur Mutter zu bewahren« (S. 1127).

Balsam (2003) konzentriert sich auf den aus der Theorie der Sexualentwicklung verschwundenen schwangeren Körper und vertritt die Ansicht, dass »die Plastizität der weiblichen Gestalt in all ihren Entwicklungsphasen der paradoxen Erfordernis zugrunde liegen könnte, ausgehend von kaum fassbaren, wechselnden Bildern stabile psychische Repräsentationen zu errichten« (S. 1153).

Nancy Chodorows (2003) Beitrag behandelt unter der Überschrift »Too late: ambivalence about motherhood, choice and time« von der heutzutage üblichen späten bzw. verpassten Mutterschaft.

Arlene Kramer Richards (2003) untersucht in »A fresh look at perversion« die Perversionen und unterstreicht den Nutzen der Diagnose in der Behandlung von Frauen. In diesem Zusammenhang wirft sie auch Licht auf den Stellenwert der Lust- bzw. Aggressionsäußerungen. Ich bin nicht sicher, ob ich ihrer Definition der Lust zustimmen kann. Dass sie – meiner Meinung nach – Lustempfindungen mit organischer Erregung gleichsetzt, bringt das Risiko ausgesprochen negativer Unter- oder Obertöne mit sich. Kramer Richards erkennt an, dass Perversionen mit einem die Lebensqualität beeinträchtigenden Zwang, mit der Entwertung der Liebe und der Nötigung von Objekten – u. U. sogar Kindern – einhergehen. Ein Pädophiler, der um Behandlung nachsucht, wird von Schmerz [pain] statt von Lust [pleasure] sprechen. Die Autorin bezeichnet dies in ihrer Schlussbetrachtung als »Unlust« [unpleasure] (S. 1215).

Der *Evening Standard* vom 30. September 2016 erwies sich insofern als eine weitere journalistische Quelle, als Phoebe Luckhurst unter der Überschrift »Reclaiming the biscuit« von Frauen berichtet, dass sich für Bastel-, Haus- und Handarbeiten interessieren und sich zu Gruppen zusammenschließen. Sie verstehen sich als das neue Gesicht des Feminismus und treten zum Kampf gegen alte Stereotypen an, d.h. gegen

> »die normative Vorstellung, dass Frauen demütig, still, häuslich und mütterlich sein sollen, dass sie und ihre Ideen zweitrangig sind und dass Männer einen gewissen Anspruch auf Körper und Geist der Frau haben und ihre Stimme mehr zählt« (Luckhurst 2016, S. 22).

Die Frauen, von denen Luckhursts Beitrag handelt, backen u.a. Kekse mit Verzierungen in Form von Vaginas. Auf der Abbildung sind einfache, runde Kekse zu sehen, verziert mit einem glitzernden Oval, das offensichtlich die Vaginaöffnung andeutet. Bedauerlicherweise bleibt also auch hier alles, was ich in diesem Buch zu beschreiben versucht habe, versteckt. Aufhänger für Luckhursts Artikel war das Buch *Crafting and Feminism: Twenty-Five Girl-Powered Projects to Smash the Patriarchy* der US-amerikanischen Autorin Bonnie Burton, das sie zu folgender Überlegung veranlasst:

> »Das Backen ist traditionell mit alten, rückständigen Vorstellungen von Weiblichkeit assoziiert, während das Sprechen über die Vagina Teil der neuen, auf die gestalterische und körperliche Ebene abhebenden modernen feministischen Bewegung ist. Diese konzentriert sich weitgehend auf den Körper und seine Ausscheidungen, um ebenjene alten, rückständigen Vorstellungen von Weiblichkeit zu untergraben.« (Ebd., S.22)

Ein Großteil des modernen Diskurses dreht sich laut Luckhurst darum, »sich den weiblichen Körper auf eine sehr ostentative Weise, durch das lautstarke Feiern all seiner Funktionen, wiederanzueignen« (ebd., S.22).

In demselben Beitrag erwähnt Luckhurst auch ein neues Album der norwegischen Künstlerin Jenny Hval, genannt Blood Bitch, die Lieder über das Menstruationstabu singt. »Ich will, dass das Menstruationsblut eine gewaltige, kreative, reale Weltmacht erlangt«, hat die Sängerin angeblich verlautbart. Sie tritt dafür ein, dass Frauen während der Menstruation von der Arbeit freigestellt werden. Die erbittertsten Auseinandersetzungen darüber werden offenbar nicht zwischen Männern und Frauen ausgetragen, sondern zwischen Frauen, die Hvals Forderung ablehnen, und anderen, die diese ablehnende Haltung als nicht schwesterlich verurteilen. Mich erinnert all dies an Sharon Olds Oden auf die weiblichen Genitalien (siehe 7. Kapitel), aber auch an *Die Vagina-Monologe*, ein gefeiertes Theaterstück, das von Eve Ensler geschrieben und 1996 von ihr selbst in New York uraufgeführt wurde. Fünfzehn oder zwanzig Jahre später haben wir den gleichen kreativen Energieschub zu verzeichnen, und was aus Gründen, die ich in diesem Buch (vor allem im 7. Kapitel) darzulegen versucht habe, unterdrückt wird, versucht sich Ausdruck zu verschaffen. Männer werden darüber einfach nur lachen oder sehr wütend werden, in Wirklichkeit aber haben sie Angst ... Die Psychoanalyse versteht dies, doch was hilft es? Ich hoffe, die Entwicklung einer neuen Theorie angestoßen zu haben.

Derweil heben die Blumenbilder von Georgia O'Keeffe all dies auf die Ebene der Kunst, denn die Ähnlichkeit ihrer 2016 in der Tate Modern gezeigten Blumen mit den weiblichen Genitalien war, auch wenn die Malerin sie mit Nachdruck bestritt, nicht zu übersehen. Weil ich ihren Protest aber respektiere, habe ich für das Buchcover (der englischen Originalausgabe) eines ihrer abstrakten Bilder ausgewählt, nämlich *Green and Blue Music*, das auch Toescas (1996) Arbeit illustrieren könnte. Im Rückblick auf meine Sackgasse, für die nicht nur Konzeptualisierungs- und Schreibschwierigkeiten eine Rolle spielten, sondern auch eine Angst, die ich verspürte, bevor sich jener wahrlich erstaunliche kulturelle Wandel vollzog, wirkt alles geradliniger (vor allem, nachdem ich Michael Rustins »Vorwort« gelesen habe). Niemand behauptet, Männer und Frauen seien gleich. Sie bestehen aus dem gleichen menschlichen Gewebe (abgesehen von dem von Toesca [1996] beschriebenen Venengeflecht, das die Erektion und somit die Funktion des Penis unterstützt). Der Penis befindet sich äußerlich, während ein Großteil der mittig geteilten Klitoris im Körperinnern liegt und konzentrisch miteinander verbunden ist. Wie Atlas (2016) in ihrer Erläuterung der pragmatischen männlichen und der enigmatischen weiblichen Haltung betonte, ist i. Ü. auch zu bedenken, dass sich die Prostata des Mannes im Körperinnern befindet und deshalb dem männlichen Genitale zumeist nicht zugeordnet wird. Sie ist ebenso vergessen wie die inneren Anteile der Klitoris ...

Dana Birksted-Breen (1993) zitiert auf den ersten Seiten des von ihr herausgegebenen Buches *The Gender Conundrum* einen berühmten Fußnotentext Sigmund Freuds:

> »Es ist unerläßlich, sich klar zu machen, daß die Begriffe ›männlich‹ und ›weiblich‹, deren Inhalt der gewöhnlichen Meinung so unzweideutig erscheint, in der Wissenschaft zu den verworrensten gehören« (Freud 1905d, S. 121, Fn.).

Ich schließe mein Buch mit einem Lieblingszitat der Psychiaterin Lorna Wings, die auf dem Gebiet der Klassifizierung autistischer Störungen Pionierarbeit geleistet hat und 2014 im Alter von 85 Jahren verstorben ist: »Die Natur zieht niemals eine Line, ohne sie zu verwischen ...« (zit. nach Gillberg 2014, S. 53).

Rückblick

Warum ist es mir 2016 gelungen, dieses Buch über einen spezifischen Aspekt der weiblichen Sexualität, nämlich die biologische Neuinterpretation der Anatomie, zu konzipieren und niederzuschreiben? Vorausgegangen waren wiederholte Versuche, Beiträge in Fachzeitschriften zu veröffentlichen, die trotz hilfreicher Peer-Reviews erfolglos blieben. All dies Material, die einschlägigen Korrespondenzen und Literaturlisten breiteten sich auf der Festplatte meines Computers im Laufe von 15 Jahren immer weiter aus (um Parkers Bemerkung über das Unbewusste noch einmal aufzugreifen; siehe 3. Kap.).

Mein Ziel war es, alles, was sich angesammelt hatte, auf sinnvolle Weise zu organisieren. Wenn man älter wird, entwickelt man ein gewisses Reflexionsbedürfnis, und ich bin überzeugt, dass die Informationen, die dieses Buch transportiert, die Gesellschaft erreichen und Einfluss auf die Theorie, insbesondere die psychoanalytische Theorie, ausüben müssen. Die kulturelle Entwicklung hat dies lange Zeit nicht zugelassen. Ein von mir verfasster Beitrag über die Menopause wurde erst 2002, gleichfalls 15 Jahre nach Entstehen, veröffentlicht. Doch nun ist nicht nur in der Kultur die rechte Zeit gekommen, sondern auch in meinem persönlichen Leben. Mein Artikel über die Menopause konnte erst veröffentlicht werden, nachdem ich selbst *un certain âge* erreicht hatte. Um ein ganzes Buch über weibliche Sexualität schreiben zu können, brauchte ich mehr Raum für mich selbst, und meine Arbeit im National Health System musste beendet sein; ich brauchte Zeit, um mich der Psychoanalyse intensiver widmen und um mein Leben entschleunigen zu können, auch wenn die Zeit immer rascher zu vergehen scheint.

Unter historischem Aspekt halte ich es für wichtig zu betonen, wie schwierig es gewesen ist, jemanden zu finden, der bereit und in der Lage war, mein Buchprojekt mit mir zu besprechen oder Manuskriptentwürfe zu lesen – trotz der begeisterten Zustimmung anonymer Peer-Gutachter, die meine Texte im Auftrag von Fachzeitschriften gelesen hatten. Umso tiefer empfunden sind die Danksagungen zu Beginn des Buches. Multidisziplinär zu arbeiten ist immer schwierig. Dies gilt vor allem, wenn sich innerhalb mancher Disziplinen, etwa in der universitären Anatomie (siehe 2. Kapitel), Kontroversen abzeichnen und es erschweren, zu endgültigen Schlussfolgerungen zu gelangen. Ich hoffe, dass sich mein Umgang mit ihren Ergebnissen als inspirierend erweisen wird.

Einer der Gründe, weshalb ich mein Buch 2016 fertigstellen konnte, ist auch für meine Themen relevant. Bestimmte Lebensereignisse können einen Kreativitätsschub anstoßen. Im März 2016 wurde ich zu einer Sizilienreise eingeladen. Ich hatte die Insel schon immer besuchen wollen, wusste aber kaum etwa über sie und war neugierig darauf, mehr von Italien kennenzulernen. Vielleicht entwickelt man, wenn man auf einer Insel lebt, auch ein besonderes Interesse an anderen Inseln. Auch die Schwierigkeiten mit der Masseneinwanderung, die auf Sizilien besonders spürbar waren, mögen meinen Wunsch genährt haben, mich über die Geschichte und die zahlreichen Invasionen der Griechen, Römer, Araber und anderer Völker, die allesamt an Siziliens Küsten landeten, kundig zu machen. Ich habe die Schönheit, die Kultur, die Wärme der Insel grenzenlos genossen. Warum erwähne ich dies hier? Wegen eines Traumes, den ich ein wenig später hatte, nämlich in der Woche, bevor ich im Juni 2016 die Sizilien-Ausstellung im British Museum besuchte. Es war ein sehr lebhafter Traum über die Trinacria, die sizilianische Triskele, eine Figur mit drei laufenden Beinen und dem Gesicht einer Frau in der Mitte. Dieser Figur begegnet man überall auf Sizilien. Ihre Form gleicht derjenigen der Insel und repräsentiert die Ewigkeit. In meinem Traum war ich mir sicher, sie in mein Buch aufnehmen zu müssen.

Dieses Gefühl blieb mir erhalten, auch wenn ich nicht wusste, warum und wie ich der Trinacria zu einem Auftritt in diesem Buch verhelfen sollte. Vielleicht war die Idee unsinnig? Doch nach einigem Überlegen wurde mir klar, dass die Angelegenheit etwas mit der Gestalt des mütterlichen Körpers zu tun hatte. Als wir uns die Triskele im British Museum ansahen, meinte meine Freundin, es handele sich um ein Bild der christlichen Dreifaltigkeit: Vater, Sohn und Heiliger Geist. Vielleicht hat sie recht, doch ich selbst dachte an den Ödipuskomplex: Vater, Mutter und Baby. Und so findet die Triskele als Abbild der Kreativität ihren Platz in diesem Buch.

Freilich könnte man ihr noch eine weitere Bedeutung zuschreiben und sie als Darstellung der drei Instanzen Ich, Über-Ich und Es betrachten. Der Analytiker müsste unter diesen Umständen versuchen, sich im Zentrum der drei Instanzen zu positionieren, wenn er seinen Patienten zuhört und mit ihnen spricht (Sarah Flander erwähnte mir gegenüber, dass man diese Idee David Tuckett zuschreibt). Vielleicht ist es für Frauen einfacher, in der Triskele den mütterlichen Körper zu sehen, weil ihnen aufgrund der Verborgenheit der weiblichen Geschlechtsorgane das dazu erforderliche integrative Denken leichter fällt (eine ursprünglich von Brierley formulierte Überlegung; siehe 3. Kapitel). Freilich nehmen Männer ihre weibliche Seite psychisch in Anspruch.

Seit jeher wäre es mir lieber gewesen, wenn meine Eltern mich Anna statt Anne genannt hätten. Anna erschien mir interessanter, eindeutiger. Auf Sizilien erblickte ich inmitten der Insel auf einem hohen Berg die alte Stadt Enna. Wäre das eine Alternative gewesen? Aber meine Eltern gaben mir noch einen zweiten Namen, nämlich Rosemary (nach meiner Mutter), und obwohl ich diesen Namen als Kind überhaupt nicht mochte, lernte ich ihn später schätzen. In der Ausstellung im British Museum, wenige Tage nach meinem Traum, dachte ich an meine Anfänge inmitten ihres Körpers, der Triskele. Ich stelle mir die Triskele als mütterlichen Körper vor, und deshalb gehört sie in dieses Buch. Für meinen Traum bin ich dankbar.

Der Mythos erzählt, dass Persephone von Hades, dem Gott der Unterwelt, entführt worden sei, und zwar nahe Enna in der geographischen Mitte Siziliens. Auf der ganzen Insel erinnern Tempel und Opferstätten an Persephone und ihre Mutter Demeter, die Erde. Auch ich betrachte mein Buch als Opfer, das ich der Erde zurückgebe.

Literatur

Aaronovitch, D. (1997). Unwanted orgasms. *The Independent*, 23.12.1997.

Abraham, K. (1921). Äußerungsformen des weiblichen Kastrationskomplexes. *Internationale Zeitschrift für Psychoanalyse* 7: 422–452.

Abram, J. (2007). *The Language of Winnicott.* London (Karnac).

Alizade, A. M. (2014 [1992]). *Weibliche Sinnlichkeit.* Übers. von N. Sieverding. Frankfurt am Main (Brandes & Apsel).

Alizade, A. M. (Hg.) (2003). *Studies on Feminity.* London (Karnac).

Alizade, A. M. (Hg.) (2006). *Motherhood in the Twenty-First Century.* London (Karnac).

Andahazi, F. (1999 [1997]). *Im Land der Venus.* Übers. von P. Martyr. Frankfurt am Main (Wolfgang Krüger).

Anderson, R. (Hg.) (1992). *Clinical Lectures on Klein and Bion.* London (Routledge).

Angier, N. (2000 [1999]). *Frau. Eine initme Geographie des weiblichen Körpers.* Übers. von D. und G. Bandini. München (Bertelsmann).

Appignanesi, L., und J. Forrester (1994 [1992]). *Die Frauen Sigmund Freuds.* Übers. von B. Rapp und U. Szyszkowitz. München (Paul List).

Arden, M. (1987). A concept of femininity: Sylvia Payne's 1935 paper reassessed. *Intern. Review of Psychoanalysis* 14: 237–244.

Assaad, M. B. (1980). Female circumcision in Egypt. *Studies of Family Planning* 11: 3–16.

Atlas, G. (2015). *The Enigma of Desire.* London (Routledge).

Babuscio, J. (1978). The cinema of the camp. *Gay Sunshine*, Summer: 18–21.

Balsam, R. (1996). The pregnant mother and the body image of the daughter. *Journal of the American Psychoanalytic Association* 44 (Suppl.): 401–427.

Balsam, R. (2003). The vanished pregnant body. *Journal of the American Psychoanalytic Association* 51: 1153–1179.

Balsam, R. (2012). *Women's Bodies in Psychoanalysis.* New York (Routledge).

Bemesderfer, S. (1996). A revised psychoanalytic view oft he menopause. *Journal of the American Psychoanalytic Association* 44 (Suppl.): 351–369.

Birksted-Breen, D. (1989). Working with an anorexic patient. *International Journal of Psychoanalysis* 70: 29–40.

Birksted-Breen, D. (Hg.) (1993). *The Gender Conundrum.* London (Routledge).

Birksted-Breen, D. (1996). Phallus, penis, and mental space. *International Journal of Psychoanalysis* 77: 649–657.

Birksted-Breen, D., S. Flanders und A. Gebault (Hg.) (2010). *Reading French Psychoanalysis.* London (Routledge).

Blau, A. (1943). A philological note on a defect in sex organ nomenclature. *Psychoanalytic Quarterly* 12: 481–485.

Bollas, C. (2011). *The Christopher Bollas Reader.* London (Routledge).

Brash, J. C. (Hg.) (1981 [1953]). *Cunningham's Textbook of Anatomy.* London (Oxford University Press).

Braunschweig, D., und M. Fain (1971). *Eros et Anteros.* Paris (Payot).

Brierley, M. (1932). Some problems of integration in women. *International Journal of Psychoanalysis* 13: 433–448.

Budd, S., und R. Rusbridger (2005). *Introducing Psychoanalysis.* London (Routledge).

Burton, A. (1996). The meaning of perineal acitivity in women: an inner sphinx. *Journal of the American Psychoanalytic Association* 44 (Suppl.): 241–259.

Chasseguet-Smirgel, J. (Hg.) (1974 [1964]). *Psychoanalyse der weiblichen Sexualität.* Übers. von G. Osterwald. Frankfurt am Main (Suhrkamp).

Chodorow, N. (1992). Heterosexuality as a compromise formation: reflections on the psychoanalytic theory of sexual development. *Psychoanalysis and Contemporary Thought* 15: 267–304.

Chodorow, N. (2003). »Too late«: ambivalence about motherhood. *Journal of the American Psychoanalytic Association* 51: 1181–1198.

Christopher, E. (1996). A century of sex: developments in analyic thinking as attitudes in society change. Monograph No. 8, British Ass. of Psychotherapists.

Cournut-Janin, M. (2003). »Aux origines feminities de la sexualité« by Jacques Andre. *International Journal of Psychoanalysis* 84: 1639–1642.

Cournut-Janin, M. (2010). The feminine and femininity. In: Birksted-Breen at al. (Hg.). *Reading French Psychoanalysis.*

Crowley Jack, D. (1999). *Behind the Mask: Destruction and Creativity in Women's Aggression.* Cambridge, MA (Harvard Univ. Press).

Deutsch, H. (1948–54 [1944–45]). *Psychologie der Frau.* 2 Bde. Bern (Hans Huber).

Dorsey, D. (1996). Castration anxiety or genital anxiety? *Journal of the American Psychoanalytic Association* 44 (Suppl.): 283–302.

Ebenstein, J. (2016). *The Anatomical Venus.* London (Thames & Hudson).

Elise, D. (1997). Primary femininity, bisexuality and the female ego ideal. *Psychoanalytic Quarterly* 66: 489–517.

Freud, S. (1905d). *Drei Abhandlungen zur Sexualtheorie. G.W.*, Bd. 5.

Freud, S. (1910c). *Eine Kindheitserinnerung des Leonardo da Vinci. G.W.*, Bd. 8.

Freud, S. (1920g). *Jenseits des Lustprinzips. G.W.*, Bd. 13.

Freud, S. (1923b). *Das Ich und das Es. G.W.*, Bd. 13.

Freud, S. (1925j). Einige psychische Folgen des anatomischen Geschlechtsunterschieds. *G.W.*, Bd. 14.

Freud, S. (1926e). Die Frage der Laienanalyse. *G.W.*, Bd. 14.

Freud, S. (1931b). Über die weibliche Sexualität. *G.W.*, Bd. 14.

Freud, S. (1933a). *Neue Vorlesungen zur Einführung in die Psychoanalyse. G.W.*, Bd. 15.

Gibeault, A. (1993). On the feminine and the masculine: aftherthoughts on Jacqueline Cosnier's book *Destins de la féminité.* In: Birksted-Breen (Hg.), *The Gender Conundrum.*

Gillespie, W. (1956). The general theory of sexual perversion. *International Journal of Psychoanalysis* 37: 396–403.

Gillespie, W. (1969). Concepts of vaginal orgasm. *International Journal of Psychoanalysis* 50: 495–497.

Gillespie, W. (1975). Freuds Ansichten über die weibliche Sexualität. Übers. von Ute Auhagen. *Psyche – Zeitschrift für Psychoanalyse* 29: 789–804.

Gilmore, K. (1998). Cloacal anxiety in female development. *Journal of the American Psychoanalytic Association* 46: 443–470.

Glasser, M. (1979). Some aspects of the role of aggression in perversions. In: I. Rosen (Hg.). *Sexual Deviations.* Oxford (Oxford Univ. Press).

Greenacre, P. (1964). A study on the nature of inspiration. 1: Some special considerations regarding the phallic phase. *Journal of the American Psychoanalytic Association* 12: 6–31.

Greenson, R. (1982 [1968]). Die Beendigung der Identifizierung mit der Mutter und ihre besondere Bedeutung für den Jungen. In: ders., *Psychoanalytische Erkundungen.* Übers. von H. Weller. Stuttgart (Klett-Cotta), S. 257–264.

Grunberger, B. (1974 [1964]). Beitrag zur Untersuchung des Narzißmus in der weiblichen Sexualität. In: Chasseguet-Smirgel (Hg.), *Psychoanalyse der weiblichen Sexualität*, S. 97–119.

Holtzman, D. und N. Kulish (2003). Feminisation of the female Oedipus complex. *Journal of the American Psychoanalytic Association* 51: 1127–1151.

Horney, K. (1923). Zur Genese des weiblichen Kastrationskomplexes. *Internationale Zeitschrift für Psychoanalyse* 9: 12–26.

Jones, E. (1928 [1927]). Die erste Entwicklung der weiblichen Sexualität. *Internationale Zeitschrift für Psychoanalyse* 14: 11–25.

Jones, E. (1935). Early female sexuality. *International Journal of Psychoanalysis 16*: 263–273.

Klein, M. (1995 [1928]). Frühstadien des Ödipuskonfliktes. In: dies., *Gesammelte Schriften. Bd.I/1.* Hg. von R. Cycon. Stuttgart-Bad Cannstatt (frommann-holzboog), S. 287–305.

Klein, M. (2000 [1957]). Neid und Dankbarkeit. Übers. von E. Vorspohl. In: dies., *Gesammelte Schriften. Bd.III.* Hg. von R. Cycon. Stuttgart-Bad Cannstatt (frommann-holzboog), S. 279–367.

Kohon, G. (1999). *No Lost Certainties to be Recovered.* London (Karnac).

Kohon, G. (2016). *Reflections on the Aesthetic Experience.* London (Routledge).

Kramer Richards, A. (2003). A fresh look at perversion. *Journal of the American Psychoanalytic Association* 51: 1119–1218.

Kulish, N. (1991). The mental representation of the clitoris. *Psychoanalytic Inquiry* 11: 511–536.

Kulish, N. (2000). Primary femininity: clinical advances and theoretical ambiguities. *Journal of the American Psychoanalytic Association* 48: 1355–1379.

Lacan, J. (1972–73). God and the jouissance of the woman: a love letter. *Seminar XX. Encore.* New York (State Univ. of New York Press).

Laplanche, J., und J.-B. Pontalis (1973 [1967]). *Das Vokabular der Psychoanalyse.* Übers. von E. Moersch. Frankfurt am Main (Suhrkamp).

Lerner, H. (1976). Parental mislabelling of female genitals as a determinant of penis envy and learning inhibitions in women. *Journal of the American Psychoanalytic Association* 24 (Suppl.): 269–283.

Luckhurst, P. (2016). Reclaiming the biscuit. *Evening Standard*, 30. September.

Maier, T. (2009). *Masters of Sex.* London (Basic Books).

Masters, W., und V. Johnson (1970 [1966]). *Die sexuelle Reaktion.* Übers. von V. Sigusch und D. Wilson. Reinbek bei Hamburg (Rowohlt).

McDougall, J. (1972). Primal scene and sexual perversion. *International Journal of Psychoanalysis* 53: 371.

Melnick, B. (1997). Metaphor and the theory of libidinal development. *International Journal of Psychoanalysis* 78: 997–1016.

Mitchell, J. (1974). *Psychoanalysis and Feminism.* London (Allen Lane).

Mitchell, J. , und J. Rose (1982). *Feminine Sexuality: Introductions I & II.* London (Macmillan Press).

Montgrain, N. (1983). On the vicissitudes of female sexuality: the difficult path from »anatomical destiny« to psychic representation. *International Journal of Psychoanalysis* 64: 169–186.

Montrelay, M. (1993 [1970]). Inquiry into femininity. In: D. Birksted-Breen (Hg.), *The Gender Conundrum.*

Motz, A. (2001). *The Psychology of Female Violence: Crimes against the Body.* London (Brunner).

O'Connell, H., et al. (1998). Anatomical relationship between clitoris and urethra. *Journal of Urology* 159: 1892–1897.

O'Connell, H., et al. (2005a). Clitoral anatomy in nulliparous, healthy, premenopausal volunteers using unenhanced magnetic resonance imaging. *Journal of Urology* 173: 2060–2063.

O'Connell, H., et al. (2005b). Anatomy of the clitoris. *Journal of Urology* 174: 1189–1195.

O'Connell, H., et al. (2008). The anatomy of the distal vagina: towards unity. *Journal of Sexual Medicine* 5: 1883–1891.

O'Connor, S. (2014). Learning from women with psychoses. *Psychoanalytic Psychotherapy* 28: 159–175.

O'Dent, M. (2004). Return of the French revolutionary. *Guardin 2: Health*, 9. März, S. 14.

Olds, S. (2016). *Odes.* New York (A. A. Knopf).

Parker, A. (1986). Mom. *Oxford Literary Review* 8: 96–104.

Parsons, M. (2000a). *The Dove that Returns, the Dove that Vanishes.* London (Routledge).

Parsons, M. (2000b). Sexuality and perversion a hundred years on: discovering what Freud discovered. *International Journal of Psychoanalysis* 81: 37–51.

Payne, S. (1935). A concept of femininity. *British Journal of Medical Psychology* 15: 18–33.

Perelberg, R. (2015). *Murdered Father, Dead Father.* London (Routledge).

Pines, D. (1993). *A Woman's Unconscious Use of Her Body.* London (Virago Press).

Raphael-Leff, J. (1993). *Pregnancy: The Inside Story.* London (Sheldon Press).

Raphael-Leff, J. (2000). *Spilt Milk: Perinatal Loss and Breakdown.* London (Karnac).

Raphael-Leff, J., und R. Perelberg (1997). *Female Experience.* London (Routledge).

Reading, P. J., und R. G. Will (1997). Unwanded orgasms. *The Lancet* 13. 12. 1997.

Rees, M., H. O'Connell et al. (2000). The suspensory ligaments of the clitoris: connective tissue supports of the erectile tissues of the female urogenital region. *Clinical Anatomy* 13: 397–403.

Rosenbaum, R. (1995). Even the wife of the president of the United States sometimes had to stand naked. *The Independent*, London, 27. Januar.

Sachs, H. (1923). Zur Genese der Perversionen. *Internationale Zeitschrift für Psychoanalyse* 9: 172–175.

Schuker, E., und N. Levinson (1991). *Female Psychology: An Annotated Bibliography.* Penryn (Atlantic Press).

Segal, H. (1990 [1957]). Bemerkungen zur Symbolbildung. In: E. Bott Spillius, Melanie Klein Heute. Bd. 1. Übers. von E. Vorspohl. München/Wien (Verlag Intern. Psychoanalyse) 1990, S. 202–224.

Sherfey, M. J. (1966). The evolution and nature of female sexuality in relation to psychoanalytic theory. *Journal of the American Psychoanalytic Association* 14: 28–128.

Sontag, S. (1982 [1964]). Anmerkungen zu Camp. In: dies., *Kunst und Antikunst. 24 literarische Analysen.* Übers. von M. W. Rien. Frankfurt am Main (Fischer).

Spillius, E., et al. (2011). *A New Dictionary of Kleinian Thought.* London (Routledge).

Stoller, R. (1968). The sense of femaleness. *Psychoanalytic Quarterly* 37: 42–55.

Symington, N. (2002). *A Pattern of Madness.* London (Karnac).

Thomson Salo, F., und I. Moeslein-Teising (Hg.) (2003). *The Female Body.* London (Karnac).

Toesca, A., et al. (1996). Immunohistochemical study oft he corpus cavernosa of the human clitoris. *Journal of Anatomy* 188: 513–520.

Tyson, P. (2003). Some psychoanalytic perspectives on women. *International Journal of Psychoanalysis* 51: 1119–1126.

van Turnhout, A., et al. (1995). The female corpus spongiosum re-visited. *Acta Obstetricia et Gynecologica Scandinavica* 74: 76–771.

Waddell, M. (2002). *Inside Lives: Psychoanalysis and the Growth of the Personality.* London (Karnac).

Welldon, E. (1992 [1988]). *Mutter, Madonna, Hure. Die Verherrlichung und Erniedrigung der Mutter und der Frau.* Übers. von D. Rybotycky. Waiblingen (Bonz).

Wilson, E. (1998). *Consilience: The Unity of Knowledge.* London (Little, Brown & Co.).

Winnicott, D. W. (1971). *Playing and Reality.* London (Penguin).

Young-Bruehl, E. (Hg.) (1990). *Freud on Women: A Reader.* London (Hogarth Press).

Zachary, A. (1985). A new look at the vulnerability of puerperal mothers. *Psychoanalytic Psychotherapy* 1: 71–89.

Zachary, A. (1996). Bisexuality: a universal phenomenon. In: *A Century of Sex: Developments in Analytic Thinking as Attidudes in Society Change.* Monograph No. 8. British Ass. Of Psychotherapists.

Zachary, A. (2000). Uneasy triangles: a brief overview oft he history of homosexuality. *British Journal of Psychotherapy* 16: 489–492.

Zachary, A. (2002). The menopause dignity and development at the end of the reproductive cycle. *Psychoanalytic Psychotherapy* 16: 20–36.

Zemon, N., und A. Arfarge (1995). *A History of Women: Renaissance and Enlightenment Paradoxes.* Cambridge, MA (Harvard Univ. Press).

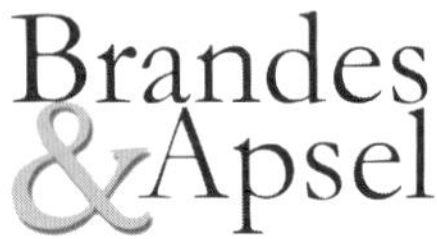

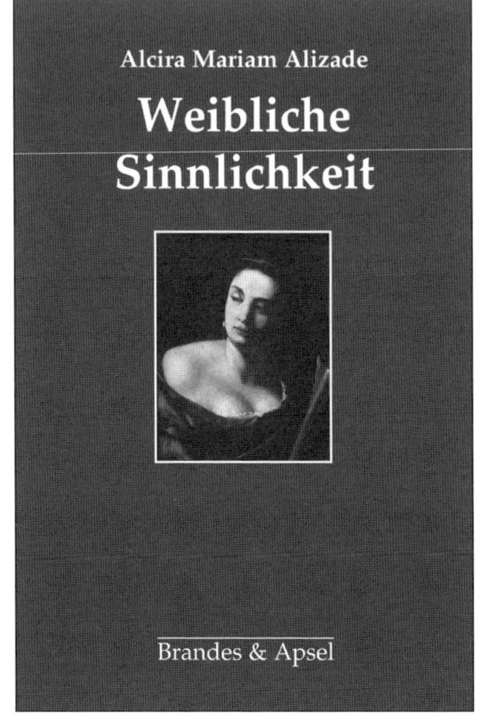

»In diesem Buch spreche ich über einen Körper, der zugleich sinnlich und in ständigem Austausch begriffen ist zwischen Affekt und Repräsentanz, zwischen dem Primärvorgang mit seinen verschiedenen Schichten von Unbewusstheit und den Organisationen, die den Sekundärvorgang bestimmen. Ich spreche über einen Körper, der den Konflikten und Leidenschaften, den Tücken des Genusses, den Irrtümern der Identifikation sowie den Täuschungen der Objekte im Dienste der Befriedigung narzisstischer und ödipaler Fantasien auf Gedeih und Verderb ausgeliefert ist. Die Sprache und die tiefen Gefühle, die von den Wesen hervorgerufen werden, die über das menschliche Fleisch zirkulieren, hinterlassen Spuren, Zeichen, trophische Hüllen und Wunden, Rauheit und Zartheit.«

(Alcira Mariam Alizade)

»Alizade unterscheidet deshalb Lust von Genuss, den sie als zusammengesetzt deutet aus Triebbefriedigung, Zärtlichkeit und einhüllender Liebe. Mit dem überaus zärtlich geschriebenen ›Lehrbuch‹ für Frauenversteher umwirbt sie die Frauen mit neuem erotischen Selbstwertgefühl und die Männer mit umwerfend neuen Erkenntnissen zur geheimnisvollen Orgasmusform ihrer Partnerinnen: ›maximale Intimität‹.
Es genügt vollkommen, wenn man die Lektüre mit dem dritten Kapitel beginnt, wo sie bewundernswert offen zur Sache geht.«

(Tilmann Moser, Dt. Ärzteblatt)

Alcira Mariam Alizade

Weibliche Sinnlichkeit

244 S., Pb. Großoktav, € 29,90
ISBN 978-3-95558-067-4